"**60**岁开始读"
科普教育丛书

上海市学习型社会建设与终身教育促进委员会办公室 / 指导
上海科普教育促进中心 / 组编

U0248042

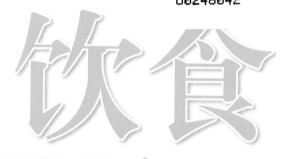

饮食

增康寿

孙丽红 编著

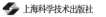 上海科学技术出版社　 上海科技教育出版社　 上海教育出版社　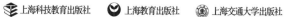 上海交通大学出版社

图书在版编目（CIP）数据

饮食增康寿 / 上海科普教育促进中心组编 ; 孙丽红编著. -- 上海 : 上海科学技术出版社 : 上海科技教育出版社, 2020.10
（"60岁开始读"科普教育丛书）
本书与"上海教育出版社 : 上海交通大学出版社"合作出版
ISBN 978-7-5478-5066-4

Ⅰ. ①饮… Ⅱ. ①上… ②孙… Ⅲ. ①老年人－饮食营养学－普及读物 Ⅳ. ①R153.3-49

中国版本图书馆CIP数据核字(2020)第162533号

饮食增康寿
（"60岁开始读"科普教育丛书）
上海科普教育促进中心　组编
孙丽红　编著

上海世纪出版（集团）有限公司
上海科学技术出版社　出版、发行
（上海钦州南路71号　邮政编码200235　www.sstp.cn）
上海盛通时代印刷有限公司印刷
开本 889×1194　1/32　印张 4.75
字数 53 千字
2020 年 10 月第 1 版　2020 年 10 月第 1 次印刷
ISBN 978-7-5478-5066-4/R·2172
定价：20.00 元

内容提要

　　本书通过4部分44个问答，向广大老年朋友们普及长寿饮食营养知识。让一日三餐既科学又有营养，吃得健康，延年益寿！

　　作者从人体各个生理系统衰老的表现出发，阐述了饮食与衰老的关系、老年人对不同营养素的需求，指导老年朋友如何科学搭配一日三餐，保证合理营养，对一些常见慢性病的饮食调养做了详细的阐述，还对常见的饮食误区进行辨析说明。本书权威实用，可供普通读者，特别是广大老年朋友们阅读参考。

编 委 会

序

　　党的十九大报告中指出：办好终身教育，加快建设学习型社会。这是推动全民科学素质持续提升的重要手段，对于实现中国梦有着重大意义。为全面贯彻落实党的十九大报告精神与《全民科学素质行动计划纲要实施方案（2016—2020 年）》的具体要求，近年来，上海市终身教育工作以习近平新时代中国特色社会主义思想为指导、以人民利益为中心、以"构建服务全民终身学习的教育体系"为发展纲要，稳步推进"五位一体"与"四个全面"总体布局。在具体实施过程中，围绕全民教育的公益性、普惠性、便捷性，充分调动社会各类资源参与全民素质教育工作，进一步实现习近平总书记提出的"学有所成、学有所为、学有所乐"指导方针，引导民众在知识的海洋里尽情踏浪追梦，切实增强全民的责任感、荣誉感、幸福感和获得感。

　　随着我国人口老龄化态势的加速，如何进一步提高中老年市民的科学文化素养，尤其是如何通过学习科普知识提升老年朋友的生活质量，把科普教育作为提高城市文明程度、促进人的终身发展的方式，已成为广大老年教育工作者和科普教育工作者共同关注的课题。为此，上海市学习型社会建设与终身教育促进委员会办公室组织开展了一系列中老年科普教育活动，并由此催生了由上海科普教育促进中心组织编写的"60岁开始读"科普教育丛书。

"60岁开始读"科普教育丛书是一套适宜普通市民，尤其是老年朋友阅读的科普书，其内容着眼于提高老年朋友的科学素养与健康意识。本套系列丛书现已出版至第七辑，共5册，分别为《居家晓护理》《饮食增康寿》《镜头看世界》《用心带孙辈》《疾病早知晓》，内容包括与老年朋友日常生活息息相关的科学知识和生活技巧。

丛书内容通俗易懂，操作性强，能够让广大老年朋友在最短的时间内掌握原理并付诸应用。我们期盼丛书不仅能够帮助广大读者朋友跟上时代步伐、了解最新科技，更自主、更独立地成为信息时代的"科技达人"，也能够帮助老年朋友树立终身学习观，通过学习拓展生命的广度、厚度与深度，为深入开展全民学习、终身学习，促进学习型社会建设，更为时代发展与社会进步贡献自己的一份力量。

前　言

随着社会经济的发展，人们生活水平不断提高，物质生活和精神生活越来越丰富，人们都希望自己能够延缓衰老、健康长寿。但衰老是宇宙的自然规律，人类和自然界的其他生物一样，都要面临衰老，如：体力不如从前、记忆力越来越差、白头发越来越多，腰也弯了，背也驼了，胃口没有以前好，身上不是这儿疼就是那儿疼，等等。总之，人老后，身体就走下坡路了。

在众多影响人体衰老的因素中，饮食与人体健康和衰老的关系密切。目前老年人中发病率很高的慢性病，如高血压、冠心病、高脂血症、糖尿病等，与膳食不合理有密切的关系。不仅如此，很多老年朋友饮食上有很多误区，如有些老年朋友不敢吃肉，觉得肉里脂肪含量多，会引起血脂增高；觉得"千金难买老来瘦"，瘦就一定是好的；有的老年朋友对日常饮食很仔细，而有的老年朋友则认为年纪大了，想吃啥就吃啥，别委屈了自己。诸如此类，老年朋友需要加以甄别，树立饮食新观念。因此，老年朋友学习如何合理选择膳食和补充营养，对促进健康、延年益寿非常重要。

笔者长期从事营养学方面的教学和科研工作，很荣幸受邀编写这本《饮食增康寿（"60岁开始读"科普教育丛书）》。本书从人体各个生理系统衰老后的变化出发，结合最新资料阐述了饮食营养新知识，包括老年朋友对不同营养素的需求、如何科学搭配一日三餐、患上慢性病后的饮食选择等，最后对老年朋友常见的饮食误区进行了辨析说明。

本书力求通俗易懂，通过生活实例，让老年朋友感同身受。希望通过本书，能够促进老年朋友在生活中改变不良的饮食习惯和错误认知，膳食结构更为科学合理，为健康长寿助力加油！

感谢在本书编写过程中给予帮助的各位朋友！

孙丽红

目　　录

1

一

营养

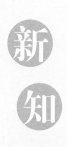

1 饮食与长寿的关系

熟悉的场景 | FAMILIAR SCENE

年纪大了，你是不是有这样的体会：体力不如从前；老花眼越来越严重；白内障多年了，纠结着要不要去手术；记忆力越来越差；白头发越来越多；有时候还出现双手颤抖，拿不住东西；腰也弯了，背也驼了；晚上起夜次数增多，憋不住尿了；胃口也没有以前好，吃东西不香了；关节时不时还闹点小脾气，不是膝关节疼，就是肩关节疼……总之，一系列问题找上你了。这时或许你会无奈地感叹一句：老啦，身体走下坡路了！

其实只要是老年朋友，都或多或少出现过上述症状，也感觉到了自身器官的衰老，身体状况不如从前。衰老是宇宙的自然规律，人类和自然界的其他生物一样，都要面临衰老，每个人都会渐渐衰老。那衰老是如何发生的呢？

衰老是一个极其复杂的过程，对于衰老的机制，人们已提出多种不同的观点，如基因功能紊乱、营养代谢改变、干细胞耗竭和自由基学说等。研究发现，人类的寿命 20%～30% 由基因决定，70% 由外界环境因素决定，其中包括生活环境、饮食、运动、情绪、药物等。可以说，衰老是各种因素共同参与和作用的过程，各种机制互相影响，共同促进了机体的衰老。

而在众多影响人体衰老的因素中，饮食与人体衰老关系密切。这一点古人早有深刻认识，并给予后人很多借鉴。

《黄帝内经》是我国现存较早的一部同时以药治与食治为主要内容的理论典籍，书中关于饮食对人体健康长寿的关系，有详尽的论述。如《黄帝内经素问·上古天真论篇》指出，上古之人"尽终其天年，度百岁乃去"

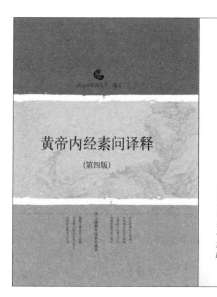

的原因之一就是"食饮有节"。

不仅古人对饮食和长寿关系有深刻的认识，现代的研究对此也有很多阐述。有研究者对一些老年朋友的调查表明，绝大多数长寿老人心仪的食物不过分精细而多样化，并且不暴饮暴食，体现了全面膳食和节制饮食对于延年益寿的积极作用。

特 别 提 醒

建议老年朋友们在日常饮食中，限制总能量的摄入，保持适宜的体重；选全谷类，如荞麦、燕麦、糙米等代替部分主食；多吃蔬菜和水果，以增加人体抗氧化营养素，如维生素 C、维生素 E 和 β- 胡萝卜素等的摄入，有助于延缓衰老。在动物性食物中，选择适当多吃鱼，尤其是海鱼，每周至少吃 2~3 次，可减少患上心血管疾病的风险。大豆中含有多种抗氧化物和保护心血管的成分，因此建议多选食大豆及其制品。茶被认为具有延缓衰老的作用，含有抗氧化物，因此可以以茶代替其他甜饮料等。

限制饮食的延缓衰老作用也得到不少研究的支持。如有研究发现，如果将患有严重老年性疾病小鼠的食量减少至原来的70%，它们会表现得更为健康，且寿命将会延长至原来的3倍。研究发现，限制饮食能延长恒河猴的寿命并降低其罹患糖尿病、癌症、心血管疾病的风险，促进大脑神经元的再生。在人类，限制饮食能够调节人体代谢，降低2型糖尿病、高血压、心血管疾病和肿瘤等的发病率。

由此可见，老年朋友们应在饮食营养合理搭配方面，结合生理变化做相应的调整，从而预防疾病和延缓衰老。

2 消化功能减退，影响营养吸收

熟悉的场景 | FAMILIAR SCENE

徐先生自从退休以后牙齿脱落的情况就比较严重，吃东西不方便，硬一点的东西就不能吃，消化功能也没有以前好，营养状况下降。也想好好补一补，但稍微多吃点油腻的食物，就肚子胀，大便也没有以前正常，有时候拉稀，有时候又便秘。

老年朋友中像徐先生这样吃得少，有时肚子胀、拉肚子或者便秘，胃肠功能不如从前的人不在少数。一方面可能与自身患有某些疾病有关，另一方面与年龄增大后消化系统功能逐渐减退有很大的关系。

进入老年阶段后，有的老年朋友牙齿脱落，对食物的咀嚼受到影响，进食受限，导致食物摄入减少，易出现营养不良。

人老了之后，由于味蕾和神经末梢的改变，使得味觉和嗅觉功能下降。同时，由于动物性食物摄入减少，锌等元素的摄入较少，会进一步加重味觉和嗅觉功能的减退，导致食欲下降，从而影响各种营养素的摄入。

老年人胃肠等消化器官消化液分泌减少，对蛋白质和脂肪的消化能力减弱，就像这位徐先生一样，稍微多吃点高蛋白、高脂肪的油腻食物，就易出现腹胀、腹泻的现象。同时，由于胆汁分泌减少，或患有胆囊炎，或胆囊切除，对脂肪的消化能力减弱，以致摄入脂肪过多时易引起腹泻。

胃肠蠕动减慢，食物在胃内发酵，引发胃肠胀气；食物消化不全，导致粪便通过肠道时间延长，易发生便秘。如果再加上患有"老胃病"或者胃肠道肿瘤，则会进一步加重消化不良、腹胀、便秘等消化道症状。

总之，消化系统功能下降，导致摄食、消化、吸收和排泄能力均不如从前，这不仅影响了老年朋友的健康，也降低了老年朋友们的生活质量。于是，有些老年朋友就想方设法给自己"强补硬补"，今天喝鸽子汤，明天吃大虾……希望借此增强体质，结果往往事与愿违，甚至还加重了相应症状。

特 别 提 醒

　　唐代药王孙思邈是食养大家，他非常重视老年人的饮食养生。他指出："老人肠胃薄弱，饮食当以新鲜为优，务令简少，多则不消。"就是说老年人胃肠道功能下降，饮食应当多吃新鲜的，而且宜简单、少一点，吃得过多就不利于消化。

　　宋代养生大家陈直认为："尊年之人，不可顿饱，但频频与食，使脾胃易化，谷气长存。若顿令饱食，则多伤满。"就是说老年人不要吃得过饱，可以少食多餐，保护脾胃消化功能，才能化生气血，如果硬吃过饱，则会损伤人体。

　　这些古代养生大家都明确提出，老年人要顺应胃肠功能下降这一变化，饮食不宜过饱，以保护消化功能。

因此，老年朋友们随着年龄增长，饮食上也要顺应消化功能的改变做相应调整。如：老年朋友出现牙齿脱落，就不要食用硬的、大块的食物，饭菜质地要软，便于咀嚼；胃肠消化功能变差，饮食不香，此时保护脾胃功能就显得尤为重要，各种滋补汤，高蛋白、高脂肪的肉类、海鲜等，就不要勉强硬补，而要选择粥、面条、烂饭、蔬果、豆制品、鸡蛋等清淡饮食，既富有营养，又适合胃肠道消化。待胃肠功能有所恢复，将肉类、鱼类等以蒸、煮、炖等方式进行烹调，有利于进食和补充营养。

3 心血管系统功能下降，饮食要调整

熟悉的场景 | FAMILIAR SCENE

周先生因家庭琐事和儿子吵架，突然觉得胸口疼痛，胸口发闷，呼吸困难。家人赶紧将他送到医院，幸好抢救及时才脱离生命危险。但医生说周先生有冠心病，血压也很高，要及时治疗和用药。周先生说，年轻时身体很好，从来不生病，现在退休了，平时也没有什么特别的不舒服，怎么就出现冠心病、高血压了呢？

周先生的这种情况可能有些老年朋友也碰到过，年轻时身体很好，啥活都能干，几乎从来不生病。退休后，却有了冠心病、高血压、糖尿病等慢性病。有数据显示，我国60岁以上老年朋友慢性病患病率是全部人口慢性病患病率的3.2倍。年龄增大、吸烟、肥胖、血脂异常、缺乏运动、激素变化、高血压等因素，都会导致老年朋友冠心病发病率增高。尤其是女性，年龄增大，雌性激素分泌减少，女性心血管缺乏了保护伞，导致心脏血管缺乏缓冲适应力，因此心血管疾病的发病率增高。另外，情绪异常，如激动、发怒等不良情绪刺激以及暴饮暴食、受寒冷刺激等，都会成为冠心病发作的诱因。

高血压的发病率也随着年龄的增长而增高。据估计，全球约有26%的人患有高血压，60~69岁的老年朋友发病率翻了一番（约50%），70岁以上的发病率则高达75%。遗传因素、年龄增大、精神和环境因素（如长期的精神紧张、激动、焦虑等，不合理的生活习惯，如高盐饮食、大量饮酒、摄入过多的饱和脂肪酸等）均可使血压升高。吸烟也可加速动脉粥样硬化的过程，也是高血压的危险因素。

虽然老年朋友高血压发病率如此高，但全球仅有约20%的老年高血压患者的血压得到了较好的控制。

有些患者由于适应了高血压的身体反应，自己没有明显的不适感，就像周先生一样，平时没有明显的不适，而且自认为身体底子好，因此忽略了冠心病和高血压等相关疾病，未给予积极的诊断和治疗，严重时会导致生命危险。

因此，老年朋友要强化自我保健意识，定期监测血压和血脂、做心脏功能检查，改变不良的生活习惯和饮食习惯，健康饮食，适度运动，戒烟限酒，保持愉悦的心情，保护好心血管，积极防治心血管疾病。

特 别 提 醒

从膳食营养角度来说，患有心血管疾病的老年朋友要减少钠盐的摄入，限制过咸和腌制的食物，如酱油、咸菜、酱菜、腌肉以及油炸类、辛辣刺激性菜肴等。多摄入富含优质蛋白质的豆类及其制品、富含膳食纤维的粗粮和菌菇类、新鲜的蔬果，适当摄入海鱼以及一些可降压降脂的食物，如海带、香菇、木耳、洋葱、大蒜、香蕉、番茄、芹菜等。

4 身体状况改变，营养流失

熟悉的场景 | FAMILIAR SCENE

吴先生觉得上了年纪后，体重有所增加，而且腰腹部的脂肪越来越多。他听别人说，腹部脂肪多，将来患上心血管疾病、糖尿病的风险会增加。同时，他发现皮肤上的皱纹和老年斑越来越多，肌肤看起来有些干瘪，肌肉也变得松弛了。不仅如此，他还时不时腰疼。

确实，人年纪大了，身体状况发生了变化，表现在外表就是呈现出一些渐趋衰老的迹象。如随着年龄的增长，老年朋友体内脂肪组织含量逐渐增加，而肌肉、人体水分含量在减少。60 岁以上老年朋友体内含水量只有 50% ~ 60%。由于水分减少和腺体分泌功能下降，老年朋友眼、口、鼻及皮肤会变得干燥，皱纹也会增多，皮肤弹性变差。

老年朋友不仅体内脂肪组织在增加，而且脂肪在体内的分布也发生改变，呈现出向心性分布的趋势，即脂肪由肢体逐渐转向躯干堆积。正如吴先生所说的，腰腹部的脂肪越来越多，"肚子变大了"，往日健硕的身体不见了。

另外，体内细胞量也下降，肌肉量减少而出现肌肉萎缩，肌肉的收缩力下降，运动协调性变差。有些老人捏捏自己的手臂，发现肌肉量很少，力气下降，提不动重物。

还有一个明显表现就是骨密度降低，骨矿物质减少，出现骨质疏松症甚至由此引起骨折发生。

在体型上有些老人出现身高变矮，有的表现为驼背。

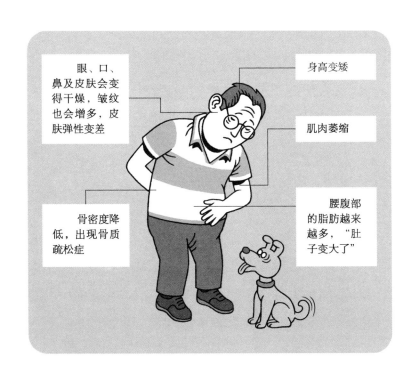

眼、口、鼻及皮肤会变得干燥，皱纹也会增多，皮肤弹性变差

身高变矮

肌肉萎缩

骨密度降低，出现骨质疏松症

腰腹部的脂肪越来越多，"肚子变大了"

诸如这些，都是老年朋友易出现的一些身体变化，是随着年龄增加而出现的生理性退变，是人体渐趋衰老的表现。

那是不是就如有些老年朋友说的"上了年纪，不服老不行"？难道就任由身体衰老，不可能延缓衰老发生吗？显然不是这样的。

首先，老年朋友要正视身体随着年老而出现的一系列衰退表现，不要过于悲观和消极，要认识到衰老是人体自然的过程，坦然面对。

其次，老年朋友可以通过积极的各项措施，如合理的饮食、良好的睡眠、积极的运动锻炼等，帮助延缓衰老，从而保持良好的精神状态。

其实老年朋友可以发现，现在随着人们生活水平的提高，身边不乏身材挺拔、面色红润、肌肉强健、思维敏捷的老人。这些老人之所以让人羡慕，往往是因为他们都有良好而合理的饮食习惯、开朗的个性和良好的心态、喜爱的运动项目等。他们的生活丰富多彩，使得他们保持着良好的体态和精神面貌，甚至有时候年轻人都自愧不如。

所以，老年朋友们，要正视年龄增长带来的身体变化，积极行动起来，延缓衰老，保持年轻态！

5 生活孤寂，食物单调，影响摄食

熟悉的场景 | FAMILIAR SCENE

　　杜先生和卢女士老两口的子女均在外地工作，平时较忙，没有时间经常来看望老人，只有逢年过节才有空过来。杜先生年轻时工作很忙，家里主要靠老伴操持家务，一日三餐也依赖卢女士。今年年初，卢女士因病过世，杜先生一直沉浸在悲痛之中，一个人独自生活，很孤独。他不会做饭，老伴过世后也没有兴趣做饭，加上情绪不好，食欲也不好，每天就是凑合着吃饭。一段时间下来，杜先生明显瘦了，体质也明显下降。

　　随着社会老龄化程度的加深，"空巢"老人越来越多，已经成为一个不容忽视的社会问题。像杜先生这样因老伴过世，一个人独自生活，生活孤寂，以至于影响到正常饮食的情况，在老年群体中比较多。

　　进入老年阶段后，老年朋友往往进食较之前减少。除了与身体疾病或者消化功能下降等因素有关外，精神因素、角色转换、收入等，都会影响到老年朋友的摄食。

如丧偶老人或者"空巢"老人，由于生活孤独，没有家人照顾，对生活缺少兴趣，情绪抑郁，精神不振，就像杜先生一样，对做饭和吃饭提不起兴趣；有的老人原来一日三餐和生活起居一直依赖老伴，甚至常规服药都是老伴的安排。对方离世，使得自己无法很好地照顾自己，干扰了正常的摄食。

有的老人因退休而离开工作岗位和工作环境，一时间尚不能适应这个变化，不能很快调适自己进入新的生活状态，引起情绪不宁，影响了正常的摄食。

有的老人因退休后，收入减少，购买力下降，比较节约，食物种类单调，影响了食欲，影响了营养素的摄入。

也有的老人因病行动不便，不方便经常外出采购食物，使得食物和一日三餐显得很单调，进而影响食欲，影响健康。

如果老年朋友饮食摄入减少，久而久之，会和杜先生一样，出现消瘦，体质下降，甚至引发疾病。

可以说，饮食是生命的基础，到了老年，更是养生的基础。正如宋代养生大家陈直所言："其高年之人，真气耗竭，五脏衰弱，全仰饮食以资气血。"就是说老年朋友，气血亏虚，五脏功能衰弱，全部依赖食物来化生气血，濡养机体。

可见，饮食对老年朋友的健康至关重要。老年朋友也要随着生活环境和生活状态的变化，及时调整自己的饮食以促进健康。

老年朋友要善于调节自己的生活，接受人生的一些变化。退休后要尽快适应新的生活作息和生活状态，培养兴趣爱好，建立新的人际关系，积极参加各种社会活动。利用空闲时间，学学厨艺，丰富自己的膳食，充实自己的生活。

儿女要多体贴父母，增加与父母的联系，经常看望父母，与父母一起采购食物、一起做饭和聚餐，让父母感受到子女的关爱和家庭的温馨。

社会各级机构也要多关心老年人的生活，对于"空巢"且行动不便的老年人，可以提供适合老年人的餐饮服务，使老年人的生活得到有效保障，从而"空巢"不"空心"。

6 新陈代谢下降，能量摄入要适度

熟悉的场景 | FAMILIAR SCENE

周先生一直饭量很大，退休之前，工作比较忙，有时还有应酬。退休之后，清闲了很多，虽然年纪大了，但胃口一直很好，饭量并没有减少。最近，体重增加了不少，出现了超重的问题。医生建议周先生减少饭量，控制能量摄入，保持适宜的体重。

有些老年朋友会和周先生一样，饭量比较大，这往往与年轻时以体力劳动为主、劳动消耗能量多、饭量比较大有关系。有些人这么多年一直形成了这样的饮食习惯，年老后还是如此。

诚然，工作劳动能量消耗多，多吃点，可以补充人体的能量消耗，从而保持适宜的体重，对人体是有益的。但像周先生这样，退休后变得清闲了，活动少了，是否还需要保持这样的大饭量、高能量呢？

首先要知道，人体每天摄入的能量用在哪些方面。人体每天摄入的能量主要用于基础代谢的消耗、体力活动和食物热效应的能量消耗。其中，基础代谢和体力活动消耗的能量对人体能量消耗影响最大。

进入老年阶段后，人体代谢组织的总量随着年龄的增长而减少，人体细胞需要的能量在越少。而与中年人相比，老年人的基础代谢下降了15%～20%。因此，老年人的能量需要较中年人有所减少。

老年朋友的体力活动也较之前明显减少。像周先生一样，很多老年朋友退休前工作忙碌，退休后清闲了很多，活动量较之前减少，因此能量需要较之前也减少。此外，活动能力受限使得老年朋友的能量消耗减少，所以能量需要也相应减少。

但如果此时还像以前那样饭量大，就会像周先生一样，能量摄入超标，体重自然也就超标了。当然，如果人体能量"入不敷出"，则会出现体重下降。

由此可见，老年朋友随着年龄增长，要根据自身情况，调整自己的饮食，能量摄入要适度。

那老年朋友每天需要摄入多少能量呢？建议如下。

65～79岁从事轻体力活动（指每天以坐为主，如看电视、聊天等，有时需走动或站立）的男性每天摄入能量约2 050千卡（8 577.2千焦），中等体力活动（中等体力活动则是每天主要是站着或走着的活动，如家务劳动等）则每天摄入2 350千卡（9 832.4千焦）。

65～79岁从事轻体力活动女性每天摄入1 700千卡（7 112.8千焦），中等体力活动则每天摄入1 950千卡

特 别 提 醒

以 65 ～ 79 岁从事轻体力活动女性每天摄入能量 1 700 千卡（7 112.8 千焦）为例，推荐一日食物组成，供参考。

主食 250 克、杂粮和杂豆 50 克（约 11 厘米直径的碗盛好后的 1 碗米饭、5 厘米 ×4 厘米 ×1 厘米的馒头 2 片、1 碗杂粮粥）；

蔬菜 400 克（绿叶蔬菜 200 克、其他蔬菜 200 克，双手一捧的绿叶蔬菜量大约是 100 克）；

水果 200 克（大约相当于中等大小的 1 个苹果）；

鱼虾 70 克（大的虾约 4 个或者 3 小块左右带鱼段）；

肉类 50 克（大约相当于普通人手掌的大小和厚度）；

1 个鸡蛋；

豆腐 100 克（根据市售盒装豆腐的量进行估算）；

牛奶 200 毫升（普通杯子 1 杯）；

坚果 10 克（相当于核桃 2 ～ 3 个，或花生米 8 粒左右）；

植物油 25 克。

（8 158.8 千焦）。

80 岁以上轻体力活动男性每天摄入能量 1 900 千卡（7 949.6 千焦），中等体力活动则每天摄入 2 200 千卡（9 204.8 千焦）；轻体力活动女性每天摄入 1 500 千卡（6 276 千焦），中等体力活动则每天摄入 1 750 千卡（7 322 千焦）。

7 年纪大了，要科学补水

熟悉的场景 | FAMILIAR SCENE

钱女士平时喝水少，家庭常见的水杯，一天最多喝 2 ～ 3 杯。她说她不觉得口渴，想不起来喝水。老伴李先生却是每天水壶不离身，一天总要喝好几壶。李先生认为，多喝水有好处。到底谁做的对呢？

正如生活中所见的，有的老年朋友像钱女士一样喝水少，一天喝不上几杯；有的老年朋友会觉得口不干就不用喝；而有的老年朋友则像李先生一样，每天水杯不离手。这是什么原因呢？

我们首先来了解一下水对人体有啥作用。

水是一切生命之源，人体含水量占体重50%～60%，水是人类生存所必需的，没有水的存在，任何生命过程都无法进行，如物质的消化、吸收、生物氧化以及排泄等，都需要水的参与，否则代谢就不能正常进行。水是关节、肌肉和体腔的润滑剂，对人体组织和器官起到一定的缓冲保护作用。因此，水对人体非常重要，人体每天需要摄入一定的水。

如果人体缺水，就会带来健康问题。而随着年龄的增长，老年朋友各器官功能都有所减退，反应比年轻人迟钝，往往会出现身体缺水却不觉得口渴的现象，自己可能不知道身体缺水。因此，老年朋友要注意观察身体发出的缺水信号，如皮肤干燥、尿少、尿黄、便秘、压抑、皮肤发红、调节体温能力下降、心跳和呼吸加快等，要及时补水。

那每天要喝多少水呢？

建议老年朋友每天饮水1 500～1 700毫升，如一只水杯200毫升，相当于每天喝7～8杯水。可以晨起1杯温开水，上午2杯水，中午午休后1杯水，下午2杯水，晚饭后睡前1杯水。

那喝水到底是喝热开水、温开水还是凉开水呢？

有的老年朋友喜欢喝热开水，觉得这样胃舒服。但有研究表明，过热的水、饮料和茶，会对口腔、咽喉和食管造成损伤，久而久之，会引起局部组织病变甚至引起癌变。因此，建议胃不好的老年朋友不要喝热开水，可以改喝温开水。

从健康角度来看，老年朋友可以选择饮用凉开水。研究发现，凉开水易于渗透细胞膜而被人体吸收，能促进新陈代谢，增加血液中的血红蛋白含量，改善人体的免疫功能。美国学者还发现，经常喝凉开水的人，其体

特 别 提 醒

建议老年朋友睡前适当补充水分。因为老年朋友由于肾脏浓缩功能减退，排尿带出的水分增多，可能导致体内缺水。而缺水与冠心病发作有千丝万缕的联系，心绞痛与心肌梗死多在睡眠中或早晨发生，除了夜晚迷走神经紧张性增加，使冠状动脉痉挛等因素外，还由于经过一夜的呼吸、出汗、排尿，排出了大量的水分，使血液浓缩，导致心肌出现急性供血不足或局部心肌坏死，会增加引起心肌梗死的危险性。因此，老年朋友睡前可以在床头放一杯温开水（保温杯），晚上起夜后及时补充水分。

内的乳酸脱氢酶的活性较高，肌肉组织中的乳酸代谢充分，故不易感到疲劳。而有研究证实，若能经常饮用凉开水，还有预防感冒、咽喉炎和某些皮肤病的作用。

因此，老年朋友要每天饮用一定量的白开水（1 500～1 700毫升），建议不要喝太热的白开水。

8 每日摄入 55 ～ 65 克蛋白质为合适

熟悉的场景 | FAMILIAR SCENE

李先生前段时间因发热、咳嗽，被诊断为肺炎，住院治疗。治疗期间胃口一直不好，不想吃东西，体质明显下降，出现了贫血，人也瘦了不少。出院时，医生嘱咐他回去要好好休养，尽量多吃点含蛋白质丰富的食物，如鸡蛋、豆制品和瘦肉等，以提高抵抗力。李先生回家后，老伴悉心照顾，调理饮食，每天荤素搭配，换着花样做给他吃。一段时间后，李先生身体状况明显好转，贫血没有了，体质也增强了。

李先生因为患病，进食减少，体质下降。他出院后经过饮食调理，并注意补充蛋白质丰富的食物，贫血没有了，体质也增强了，身体状况明显好转。究其原因，与饮食调理，尤其是注意补充富含蛋白质的食物有关。可见蛋白质在增强人体体质，提高机体抵抗力方面发挥着重要的作用。

确实，蛋白质对人体非常重要。蛋白质是人体必需的营养素之一，占人体重量的16%~19%。蛋白质参与人体组织构成，是合成体内各种酶、激素和抗体的重要原料之一；蛋白质可以给人体提供能量，同时还参与人体遗传信息传递等生理活动。可以说，没有蛋白质就没有生命。

随着年龄的增长，老年朋友体内合成代谢下降，分解加速，会出现蛋白质合成不足的现象，并因此而表现出机体逐渐衰退的表现。如果再像李先生一样，进食减少，蛋白质摄入减少，就会因缺乏蛋白质而进一步出现一系列症状，如虚弱、贫血、体质下降、抵抗力降低、体重减轻和肌肉萎缩等症状。

既然蛋白质对老年朋友如此重要，那是否要多摄入蛋白质呢？其实不然。老年朋友食用蛋白质过多，也会给身体带来一定的危害，如增加肝脏的负担，引起胃肠道消化不良等。对于肾功能不好的老年朋友，摄入过多的蛋白质，会加重肾脏负担，加重肾脏疾患。另外，含蛋白质丰富的食物，如畜肉类、禽类和坚果类等，也含有较多的脂肪，过多摄入这些食物，在获得高蛋白质的同时，也增加了脂肪的摄入。

可见，过多或者缺乏蛋白质对老年朋友健康都不利，那每天要摄入多少蛋白质呢？

建议老年男性每天摄入 65 克蛋白质，老年女性每天摄入 55 克蛋白质（可以参照"6. 新陈代谢下降，能量摄入要适度"，本书第 17 ~ 19 页）。同时保证优质蛋白质占蛋白质摄入量的 30% ~ 50%。

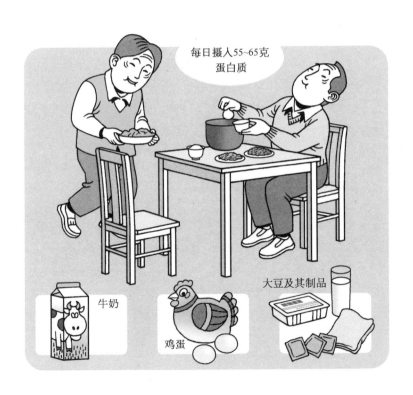

每日摄入55~65克
蛋白质

牛奶

鸡蛋

大豆及其制品

特 别 提 醒

常用食物蛋白质含量（以每100克可食部计）

食物名称	蛋白质（克）	食物名称	蛋白质（克）
粳米（标一）	7.7	香菇（干）	20.0
小麦粉（标准粉）	15.7	木耳（干）	12.1
玉米（鲜）	4.0	苹果（代表值*）	0.4
荞麦	9.3	紫葡萄	0.7
豆腐干（代表值*）	14.9	腰果（熟）	24.0
豆浆	3.0	花生（炒）	23.9
黄豆	35.0	猪肉（代表值*）	15.1
绿豆（干）	21.6	鸡蛋（代表值*）	13.1
赤小豆（干）	20.2	鸡（代表值*）	20.3
茄子（代表值*）	1.1	鸭（代表值*）	15.5
冬瓜	0.3	鲫鱼	17.1

食物名称	蛋白质（克）	食物名称	蛋白质（克）
番茄	0.9	全脂纯牛奶（代表值*）	3.3
大白菜（代表值）	1.6	对虾	18.6

注：1.植物性食物蛋白质含量数据来源：杨月欣，中国食物成分表标准版，第6版/第一册，北京大学医学出版社，2018；动物性食物蛋白质含量数据来源：杨月欣，中国食物成分表标准版，第6版/第二册，北京大学医学出版社，2019。

2.*代表值是统计学术语，是指该项评定指标算术平均值的下置信界限。

日常餐桌上的动物性食物，如牛奶、鸡蛋和瘦肉等，均含有优质蛋白质。植物性食物一般蛋白质含量不高，但大豆及其制品（如豆腐、豆腐干、豆腐皮、豆浆等）含有丰富的优质蛋白，大豆蛋白质含量达到35%~40%，甚至优于常见的动物性食物，对于有心血管疾病以及部分偏素食的老年朋友，大豆是非常好的优质蛋白质来源。

9 正确认知脂肪，摄入有取舍

熟悉的场景 | FAMILIAR SCENE

　　张女士一直很注重保健，非常注重养生。自从她上了年纪以后，体重有所增加，饮食就挺注意的。经常听身边一些老年朋友说，脂肪吃多了对健康不利。最近一段时间她油吃得少了，肉也少吃了，觉得老年朋友少吃脂肪才是有益的。

　　像张女士这样的想法在老年朋友中往往具有代表性。很多老年朋友认为自己比年轻时胖了不少，而且还患有一些慢性病，脂肪吃多了会进一步加重肥胖，增加心血管疾病以及糖尿病等的风险。因此，很多老年朋友就像张女士一样，餐桌上的脂肪类食物越来越少，有些人甚至完全拒绝脂肪类的食物。但是，脂肪真的是老年朋友的健康大敌吗？老年朋友真的不需要脂肪吗？

　　其实，在代谢性疾病高发的今天，人们对于脂肪往往存在很多误解，需要重新认识，不能"一概否定"。

　　从营养学的角度讲，脂肪是人体不可缺少的营养素之一，是机体重要的构成成分，具有重要的生理作用。食物中的脂肪可溶解脂溶性维生素，是人体脂溶性维生素以及必需脂肪酸的重要来源，也是重要的储能物质。

不仅如此，脂肪与心血管疾病之间的关系，也有不同以往的研究结果。《柳叶刀》杂志上发表的一项大型研究颠覆了人们对脂肪与慢性病关系的固有认知。研究显示：脂肪不仅没有增加死亡率和心血管疾病发生率，反而让它们有所降低！而且有研究显示，脂肪有时还可助免疫。与储存在其他器官中相比，一种免疫细胞如果储存在脂肪组织中，面对病原体时反应会更快、抵抗力会更强。

那既然脂肪对人体有一定的积极作用，是不是就可以放开吃、尽情享受脂肪带来的美味呢？

当然不是!

过多的摄入脂肪，也会给身体带来一些危害。如美国有研究认为，腹部脂肪较多的人出现记忆丧失和进入老年阶段后患上阿尔茨海默病的风险会增加 3.5 倍。有研究显示，高饱和脂肪酸的摄入会增加肺癌、直肠癌、乳腺癌、子宫内膜癌和前列腺癌等的风险。

其实，脂肪与人体健康的关系比较复杂。我们既要看到过多摄入脂肪带来的健康危害，也不能完全否定脂肪。可以说，脂肪并没有那么可怕。建议老年朋友膳食中脂肪摄入量占总能量的 20% ~ 30%，同时减少饱和脂肪酸和反式脂肪酸的摄入。

特 别 提 醒

并不是所有的脂肪都对健康有益。脂肪由甘油和脂肪酸构成。脂肪酸按照结构可分为饱和脂肪酸和不饱和脂肪酸。植物油精制和加工的过程会改变不饱和脂肪酸的性质，油脂经过一个称为氢化作用的过程后，形成反式脂肪酸。

猪肉、牛肉等畜肉类往往富含饱和脂肪酸，建议少吃，每天这些肉类摄入量不超过 50 克（大约相当于一个成年人掌心大小的量）。而加工食品，如蛋糕、奶油等含有一定的反式脂肪酸，对健康有害，建议别吃。

10 不要排斥胆固醇

熟悉的场景 | FAMILIAR SCENE

丁先生患有冠心病多年，血胆固醇一直高，平时吃东西很注意，动物内脏、蛋黄等含胆固醇高的食物不敢吃。丁先生以前特别爱吃螃蟹，但听说螃蟹胆固醇非常高，现在也忍痛割爱了。那胆固醇是不是对人体一无是处，绝对不能吃呢？

像丁先生这样对胆固醇有抵触心理，对含胆固醇高的食物不敢碰的老年朋友不在少数。他们往往认为，胆固醇对健康有种种危害，加上有些老年朋友胆固醇高，就更怕胆固醇了。胆固醇果真对人体毫无益处吗？

胆固醇是一种类脂，是人体必需的营养素之一。胆固醇的作用非常广泛，它是构成细胞膜的重要组成成分，如果没有胆固醇，细胞就无法维持正常的生理功能。胆固醇是合成人体肾上腺皮质激素和性激素的前体物质，也是合成维生素 D 的原料，还参与胆酸的合成等。因此，人体离不开胆固醇。

但是像丁先生一样，很多老年朋友担心摄入胆固醇会引起心血管疾病，或者会加重病情。果真如此吗？实际上，现在的一些研究表明，胆固醇与心脏病之间没有必然的联系。

美国政府在最新颁布的《美国居民膳食指南》中提出了一个颠覆性的观念：膳食胆固醇被认为"与营养过剩不相关"。美国膳食指南咨询委员会（DGAC）认为，虽然高胆固醇食物（如蛋黄、动物内脏、海鲜等）一直被认为是增加心血管疾病风险的因素之一，但多年来的科学研究并没有发现这两者之间有明确的因果关系，摄入胆固醇与心脏病之间没有证据表明有"可预见的相关性"。

胆固醇并不是心血管疾病的罪魁祸首！那是不是老年朋友就可以放开摄入胆固醇了？其实不然。该委员会也进一步表示，虽然没有限制胆固醇的摄入量，但并非说明过多摄入胆固醇完全无害。因此，胆固醇摄入并非多多益善，建议老年朋友还要注意控制胆固醇的摄入。

哪些食物含胆固醇较高呢？动物的脑组织是含胆固醇最高的食物，100克猪脑中胆固醇的含量约相当于3.97个鸡蛋中胆固醇的含量！除了猪脑以外，诸如河蟹、动物内脏和肥肉等，胆固醇含量都较高，要控制摄入。

其实生活中有很多食物有降胆固醇作用，如大豆。豆类中含有一种豆固醇，属于植物固醇。植物固醇能与胆固醇竞争固醇受体，减少胆固醇的吸收。所以在吃肉的时候，不妨搭配吃点豆类，如豆腐干炒肉、黄豆炖肉，既满足了口腹之欲，也不增加胆固醇吸收。另外，如洋葱、芹菜、燕麦、绿茶及各种新鲜蔬菜和水果，对降低血胆固醇都有帮助。

所以，合理摄取胆固醇，照样对老年朋友有益无害！

特 别 提 醒

常见食物胆固醇含量（以每100克可食部计）

食物名称	胆固醇（毫克）	食物名称	胆固醇（毫克）
牛乳（代表值*）	17	鸡蛋（代表值*）	648
全脂酸奶（代表值*）	8	鹌鹑蛋	515
猪肉（代表值*）	86	带鱼	76
猪肉（肥）	109	黄鳝	126
羊肉（代表值*）	82	鳊鱼	94
牛肉（代表值*）	58	扇贝（鲜）	140
猪肚	165	海蜇头	10
猪肝	180	对虾	193
鸡（代表值*）	106	河蟹	267
鸭（代表值*）	94	蛤蜊（代表值*）	156
鸭蛋	565	猪脑	2 571

注：1. 数据来源：杨月欣，中国食物成分表标准版，第6版／第二册，北京大学医学出版社，2019。

2. *代表值是统计学术语，是指该项评定指标算术平均值的下置信界限。

11 少吃甜食为宜

熟悉的场景 | FAMILIAR SCENE

王阿姨一直爱吃甜食，蛋糕、桃酥等点心都是她的心头好。以前上班忙，没时间做，现在退休了，空闲时间比较多。前段时间还报名参加了一个甜点学习班，学习各种甜点制作，平时自己也经常做一些甜点。早餐吃块蛋糕，喝杯牛奶；下午茶吃几块桃酥和饼干，觉得好吃美味。渐渐地，王阿姨对主食没什么兴趣了，饭也吃得少了。

南方人，尤其是上海阿姨，很多人喜欢吃甜食，精美的蛋糕、蝴蝶酥、松糕等，色香味诱人，都备受人们喜爱。那这些好吃美味的甜食，对健康是好是坏呢？

这些甜食之所以有甜味，与其中含有较多的葡萄糖、果糖和蔗糖等呈现甜味的成分有关。但是，目前越来越多的证据表明，这些呈现甜味的各种糖吃得太多，会对健康造成危害。

有研究发现，每天吃 5 小勺糖的人，患胰腺癌的风险要比不吃糖的人高 70%。日本的研究发现，平时好吃高糖类食物的人，由于自身免疫功能减退，患癌症机会比普通人高 4 ~ 5 倍。瑞典的一项为期 10 年的大规模研究，调查了 6 000 多名参试者的饮食习惯，发现频繁吃甜蛋糕、甜面包或者甜饼干的女性罹患子宫内膜癌的风险增加了 42%。

因此，含葡萄糖、果糖和蔗糖较多的甜食要少吃，而且是越少越好。建议老年朋友每天这些糖分的摄入量不要超过 50 克，最好限制在 25 克以内（一陶瓷汤匙糖为 15 ~ 20 克）。

那少吃这些糖，人体能量从何而来呢？除了蛋白质和脂肪供能以外，能量主要从淀粉中来，而淀粉主要来自主食，如米、面以及荞麦、燕麦、玉米等粗粮。

富含淀粉的主食，尤其是未经精加工处理的粗粮主食，其中大部分糖类属于"复合"形态，对人体健康是

特 别 提 醒

抗性淀粉主要存在于马铃薯和玉米等食物中，这种淀粉较其他淀粉难降解，在体内消化和吸收都较缓慢，能够帮助控制体重，稳定血糖，降低血脂。对于有超重、糖尿病、高血脂的老年朋友，有一定的帮助。

有益的。这些粗粮主食不仅可以给人体提供能量，而且保留了谷类外层更多的营养素，包括膳食纤维、维生素和矿物质等，还含有不消化的抗性淀粉。人体虽然不能消化吸收膳食纤维，但膳食纤维对健康非常有帮助，如降低胆固醇、预防肠癌、减轻体重等。

因此，以主食取代甜食糕点，是明智而且有益的选择。

12 延缓衰老又防癌：离不开维生素

在人们的观念中，维生素对人体健康大有裨益，要多补充。但维生素作为人体需要的六大营养素之一，既不像蛋白质、脂肪和碳水化合物一样可以给人体提供热能，也不像其他营养素一样参与人体组织构成，那维生素到底对人体有什么作用呢？

人们每天需要进食，食物里包含蛋白质、脂肪和碳水化合物等各种营养素。这些大分子营养素只有分解成小分子物质才能被人体吸收，而这些分解过程都需要酶的参与。酶是人体各种生化反应的催化剂，帮助完成人体内各种物质的转化，维生素往往参与各种酶的合成。

因此，如果人体缺乏维生素，各种酶的合成受影响，就会影响物质代谢，影响食物的消化吸收。

例如，维生素 B_1 和维生素 B_2 均参与能量的代谢，如果人体缺乏这两种维生素，就会出现腹胀、消化不良等胃肠道症状。服用复合维生素 B 片，这些症状往往能得到改善。维生素 B_1 含量丰富的食物，主要是动物内脏（肝、心及肾）、豆类、花生、粗粮及坚果等。维生素 B_2 含量丰富的食物，包括肉类、猪肝、大豆、木耳、牛奶、油菜和鸡蛋等。

有研究认为，人体衰老与机体细胞和组织内某些成分被氧化有关。而维生素 C 和维生素 E 是人体重要的抗氧化维生素，这些抗氧化营养素可有效地清除人体过量的自由基，降低基因突变的概率，有一定的延缓衰老作用。不仅如此，维生素 C 还能巩固和加强机体的防御能力，可预防消化道肿瘤（如食管癌和胃癌等）的发生。而维生素 C 缺乏者，抵抗力下降，易出现感冒、伤口不易愈合甚至患上癌症等。富含维生素 C 的食物，如芥蓝、西兰花、草莓、鲜枣、山楂、辣椒、西红柿或蓝莓等蔬果。

天然的维生素 E 是一种具有抗氧化作用的脂溶性维生素。流行病学研究显示：在体内维生素 E 不足的人群中，口腔癌、皮肤癌、宫颈癌、胃癌、结肠癌、肺癌的发生率都有增加趋势。自然界中，植物油、核桃、花生、瓜子、瘦肉、蛋类及深绿色的蔬菜中，均富含丰富的维生素 E。

维生素 A 对上皮细胞的正常分化起着重要作用，它可改变致癌物的代谢，促进癌细胞的退化，促使正常组织恢复功能，还能帮助肿瘤化疗患者降低癌症的复发率。因此，平时应适当选食富含维生素 A 的鸡、羊、牛、猪的肝脏，以及胡萝卜、甜椒等富含胡萝卜素的蔬菜。

总之，维生素家族中，个个功效强大，对于老年朋友来说，延缓衰老又防癌，更是离不开维生素！

特 别 提 醒

很多人往往认为维生素主要存在于水果和蔬菜中，其实不然。肉类、谷类、豆类和坚果都能提供丰富的维生素。如粗粮是维生素 B_1 的宝库，动物肝、动物肾、蛋黄、乳类、豆类中则含有丰富的维生素 B_2，动物性食物则是尼克酸（又称维生素 B_3、维生素 PP、烟酸）的良好来源。因此，食物种类多样化，才能获得人体需要的各种维生素。

13 矿物质：别盲目乱补

熟悉的场景 | FAMILIAR SCENE

　　罗先生今年65岁，去年被查出患有前列腺癌，经过医院治疗，恢复得不错，目前在家休养，老伴照顾得很好。前几天，有一家机构给罗先生家的信箱里塞了张传单，介绍某某营养品可提高免疫力，还有抗癌作用。老伴动了心，想买了给罗先生服用。女儿听说后，劝妈妈说，营养品不可乱吃，还是以食补为好。

　　老年朋友体质往往较年轻人差，生了癌之后，有些人会觉得多补充营养非常重要。因此，一些营养品，尤其是矿物质类营养品，如补钙的、补硒的等，便受到了老年朋友的追捧。

　　确实，如硒、钙、铁等矿物质是人体必需的营养素，对人体有重要的作用，它们是构成人体组织的重要成分，可以维持机体组织细胞的渗透压，维持机体的酸碱平衡，是构成体内激素和多种酶的成分等。人体如果缺乏矿物质，就会出现相应的问题，如免疫功能低下、食欲下降、皮肤粗糙、骨质疏松症以及贫血等。

　　那么，老年朋友是否需要借助选食营养品来补充人体需要的矿物质呢？其实不然。

人体所需的营养素，如果实际摄入量超过推荐量时，损害健康的危险性就会随之增大。如钙元素，中国营养学会推荐65岁以上的老年人每天摄入量是1 000毫克，即每天钙的摄入达到这个量，不至于出现钙缺乏的问题。但在强化食品和营养补充剂日益发展的环境下，如今选择营养品进补的老年朋友明显增多，摄入过量的风险也在增加。研究表明，钙元素摄入量超过一定限量（2.5克/天）就有可能增加肾结石的危险性，且抑制其他矿物质如铁、锌和镁的吸收，并且降低其生物利用率，副作用不容小觑。

再如硒元素，中国营养学会推荐65岁以上的老年人每天硒的摄入量是60微克，建议每天摄入不超过400微克，过量摄入则会增加副作用，如皮肤损伤、神经系统异常等。其实，日常生活中含硒的食物很多，如根茎类植物、菌菇类、动物内脏、海产品、大蒜、洋葱和红薯等，天然硒的含量并不低，多吃这些食物可以安全有效补硒。

因此，老年朋友要注意均衡饮食，合理搭配，从食物中摄取人体所需的矿物质，可充分发挥营养保健作用。如果需要服用营养品，要根据医生的建议，避免盲目乱服，以免损害健康。

特 别 提 醒

老年朋友易出现缺钙的现象，建议老年朋友多晒太阳，加强活动，可以多选食虾皮、黑芝麻、豆制品、海带等食物。老年朋友如果动物性食物摄入较少，有可能会出现缺锌、铁和硒的问题。因此，老年朋友可以在膳食中适当增加蛏干、扇贝、肉类、瘦肉和牡蛎等。如果平日坚持素食，可以多吃粗加工的谷类、豆类、蒜类、土豆、芋艿、黑芝麻、红枣、黑木耳、香菇和坚果等食物，以补充锌、铁和硒的不足。

二

日常

食谱

巧

搭配

14 日常饮食六字诀

如何科学饮食才能促进健康，是人们一直关注的话题。老年朋友由于生理上发生变化，生理功能和对营养素的需求也发生改变，因此对食物和营养的需求有其特殊性。为此，特总结出老年朋友健康饮食"六字诀"供参考。

（1）"杂"：指食物杂而多样化，提倡全面膳食。

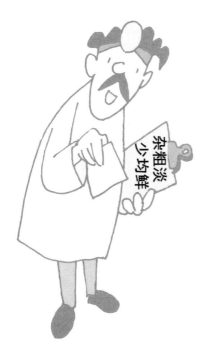

老年朋友由于身体疾患、常年形成的饮食习惯和胃口不好等因素，食物种类往往比较单一，导致营养素摄入不全面。其实没有一种食物能够完全满足人体对各种营养素的需求。因此，建议老年朋友食物种类越杂越好，每天的食物种类可包含谷类、蔬果、鱼虾、肉类、蛋类、奶类、豆类和坚果等。

（2）"粗"：指适量多

食些粗粮、杂粮、粗纤维类食物。

如今不少老年朋友有吃粗粮和杂粮的习惯，但有些老年朋友还是吃得比较少，因为粗粮口感不如精白米面好，而且不易消化。但是粗粮和杂粮营养价值高，除了含有丰富的淀粉外，它们也是 B 族维生素和膳食纤维的良好来源，也富含钾、镁、钙、磷等矿物质，以及适量的脂肪和蛋白质等营养素。粗粮、杂粮对防治老年朋友的便秘、降低血脂等，也有积极的作用。

（3）"淡"：指少食高脂肪类食品，以天然清淡果蔬为宜，适当控制盐的摄入量。

对老年朋友提倡"淡"食，古人早有相关阐述。如元代著名医家朱丹溪主张老年人饮食宜"茹淡"以养阴，忌厚味辛辣。他认为饮食厚味太过，易导致老年人变生疾病，故主张清淡饮食养生，并撰《茹淡论》，老年人饮食尤应谨慎节制。

老年朋友随着年龄的增长，味觉功能下降，喜欢吃咸的或者口重的食物，导致油和盐的摄入明显增加。有研究表明，食盐和盐腌食物可能会增加胃癌的发生率。建议老年朋友多吃蔬果，蔬果中含有丰富的维生素 C、维生素 E 等抗氧化成分，能延缓衰老又防癌，促进健康。

（4）"少"：指对食物摄入的总量及糖类、蛋白质、脂肪的摄入量均应有所节制。

对于老年人的饮食调养，古代医家提出了很多经典论述。如唐代"药王"孙思邈非常重视养老食疗，他认为老年人肠胃薄弱，饮食当"务令简少，多则不消"，意思是说，老年人肠胃功能较弱，食物摄入过多会加重脾胃负担，损伤脾胃功能。因此，老年人一日三餐要保证食物简单、少量，多则不易消化。

可见，对于老年朋友的饮食，要根据自身的肠胃功能特点，注意顾护脾胃，不能过度，要有所节制。

（5）"均"：指合理分配三餐食物和能量。

现在很多老年朋友和子女同住，白天子女在外就餐，老年朋友往往吃饭凑合。晚上一家人团聚，往往餐桌上比较丰盛，因而出现三餐热量分配不均衡，肥胖、血脂高的现象。

因此，建议老年朋友合理分配三餐能量，早餐、中餐、晚餐热量比各占全天能量的25%～30%、30%～40%、30%～35%。老年朋友早餐和午餐不要将就，晚上饮食宜清淡、少油腻，适当食用些鱼虾和瘦肉类，以保证三餐能量均衡。

（6）"鲜"：指新鲜，避免吃腌制、过期、不卫生的食物，食物宜新鲜。

老年朋友往往经历过贫穷少食的年代，因此很多老年朋友保持着节约的习惯。但有的食物过期变质了，老年朋友也舍不得扔，放锅里热一热下一顿接着吃。这些变质或者过期的食物，营养价值已明显下降，而且食用后会引发疾病，要坚决扔掉。因此，老年朋友要多吃新鲜、卫生的食物，这是饮食的基本原则之一。

15 主食是根本，宜粗不宜精

熟悉的场景 | FAMILIAR SCENE

　　季女士上了年纪以后，饭就吃得少了。她认为饭就是提供能量的，年纪大了，活动少，饭要少吃，吃多了会长胖。所以她晚上基本就是吃菜，不吃饭。但前段时间在社区听健康讲座，讲课的老师说主食不能吃太少。季女士感到很困惑，主食到底对人体有啥作用，每天要吃多少主食呢？

　　有季女士这样疑问的老年朋友不在少数。他们往往认为，年纪大了，活动少，饭吃多了会增加体重。甚至会认为饭没什么营养，就是提供能量的，蔬菜、水果、鸡蛋、肉才是营养宝库。难道主食真的就只是提供能量，没有其他营养作用吗？

实际上，这是对主食的误解和偏见。主食含有丰富的淀粉、维生素和矿物质，是人们最主要、最经济的能量来源。

不仅如此，主食也是人体获得蛋白质的重要来源。以老年女性每天需要摄入55克蛋白质为例，从平衡膳食的角度来看，每天吃300克主食就可以获得24克左右蛋白质，约占每天需要蛋白质的43.6%，如果再多吃点粗杂粮，蛋白质获得就更多了。可以说接近一半的蛋白质都来源于主食，所以主食不能不吃，不可放弃。

很多人还有这样的体会，当自身血糖过低时，大多会出现头晕、心悸、出冷汗等表现。这是大脑对供能不足出现"罢工"的表现，这时大脑在提醒我们，要马上补充能量了，要吃饭了。

由此可见，主食对人体很重要。当然不同的主食，如精白米面、粗粮对健康的影响是不同的。

有学者对饮食与体重增长的相关研究进行梳理分析后发现，人们所吃的精制谷物（如白面包和白米饭）越多，他们在研究期内增加的体重就越多。相比之下，对全谷物食物（如全麦面包和糙米饭）吃得越多，他们增加的体重就越少。越来越多的证据也证实了这些观点，主食要适当多吃粗粮，少吃精加工的细粮。

哈佛医学院针对3.8万名女性所做的调查显示，吃含有高糖分的食物，会让血糖迅速升高，从而增加了患糖尿病的风险。

谷类的营养成分主要分布在谷皮、糊粉层和胚芽这些谷类的外层部位，而精加工的谷类，如白米饭，剩下的主要就是淀粉了，营养很单一！

因此，建议老年朋友少吃白米饭，增加粗粮、杂粮在膳食中的比例。每天摄入谷薯类及杂豆类250～350克（约11厘米直径的碗，半碗米饭约为110克），其中粗粮和杂豆以50克为宜（一个成年人单手捧起豆类的量约为20克）。

特 别 提 醒

如果一个轻体力活动的老年女性每天吃米饭250克、杂粮和杂豆50克，可以早餐吃一碗杂粮粥加2片馒头；中餐和晚餐各吃半碗米饭。粗粮宜做粥饭，可将玉米、小米、大豆按1:1:2的比例混合食用，再搭配些肉、蛋，则搭配食物的整体营养价值会显著提高。

16 学会喝粥更长寿

熟悉的场景 | FAMILIAR SCENE

　　崔女士虽然已经70岁了，但看起来只有60岁出头，精神很好，容光焕发。没有老年朋友常见的"三高"问题，吃得下，睡得香。周围的邻居都很好奇，问崔女士有没有什么养生秘诀，崔女士笑着说："没有养生秘诀，我天天喝粥，身体棒棒的！"粥难道有这么"神奇"的功效吗？

　　中国人自古就爱喝粥，食粥养生防病一直是国人的保健方法。对于病后体弱、需要调补的老年人来说，食粥更是调理脾胃、增加营养、提高免疫功能、促进疾病康复的重要措施。正如清代散文家黄云鹄在其所著的《粥谱》中所云："（粥）于养老最宜：一省费，二味全，三津润，四利膈，五易消化。"可见其对粥的保健作用是大加赞赏。

　　有些老年朋友也很爱喝粥，早晚白米粥，就着腐乳或者榨菜，看起来挺养胃。但是这样喝粥，营养往往跟不上，久而久之会导致营养不良。因此，老年朋友如非需要，不要喝白米粥，建议喝营养粥。

什么是营养粥？就是根据个人喜好和身体状况，在粥里添加各种食材而做成的粥。如对于家常早晚喝粥，可多食用杂粮粥。如在粥里添加高粱、小米、荞麦、燕麦、薏苡仁、绿豆、赤豆、黑豆、核桃、花生、红枣等，类似于很多老年朋友"腊八节"时喝的"腊八粥"。

至于粥的口味，可根据各人喜好和食物的种类，做成咸味或甜味的粥。如果粥里有百合、红枣、花生、莲子之类的食物，可在粥中加入少许冰糖，做成甜味口感以增强粥的补益作用；如果粥里有鸡肉、猪肉和鱼类等动物性食物，可加入适量的葱、姜和盐调味，做成适口的咸味粥。

有些老年朋友患了糖尿病，就不敢喝粥，在老年"糖友"中一直有喝粥后血糖上升很快而不能喝粥的说法。

其实，血糖高低除了与食物中所含淀粉多少有关外，还与食物所含的膳食纤维多少、淀粉颗粒质地等有关。粥的烹调更彻底、淀粉分解得更多，也更易消化吸收，因此食用后血糖升高较快。而含膳食纤维多的粗粮、杂粮中淀粉含量较精白米少，蛋白质更多，因此食用后对血糖升高影响较小。

因此，像上述杂粮粥就可多尝试，尽量少加白米。

但是大枣、葡萄干、龙眼等水果含糖分较高，糖尿病患者最好别吃。也可以在粥里加点儿瘦肉、核桃仁等富含蛋白质的食物。同时，注意在喝粥前可以先吃点馒头、蔬菜之类的食物，以减少空腹喝粥而血糖升高过快的问题。

特别提醒

中医自古就强调养生以"调理脾胃为先"，晨起食粥，可以适应人体胃肠空虚的特点。正如宋代张耒在《粥记》中说："每晨起，食粥一大碗，空腹胃虚，谷气便作，所补不细，又极柔腻，与脏腑相得，最为饮食之良。"而晚上人体消耗减少，食用一些保健养生粥，可以利肠道，助睡眠。

对于崔女士的养生秘诀，可用南宋诗人陆游的诗句来概括："世人个个学长年（长寿），不道长年在目前。我得宛丘（张氏居宛丘，故有别号'宛丘'）平易法，只将食粥致神仙。"多么生动和实在！

17 菜篮子里的蔬菜，买对了吗

熟悉的场景 | FAMILIAR SCENE

　　金女士每天都要拎着菜篮子到菜场去买蔬菜和水果，如芹菜、韭菜、菠菜及苹果、梨等，品种挺多。但老伴说，蔬菜太少了。买了这么多蔬菜，怎么还嫌少呢？

　　蔬菜、水果因富含维生素、矿物质、膳食纤维、有机酸、色素、芳香物质等成分，不仅色泽艳丽、五彩缤纷，诱人食欲，而且营养丰富，对保护老年朋友血管、防癌抗癌、提高机体免疫力，都有积极的作用。因此，多吃蔬果一直是专业人士给老年朋友的健康忠告。

　　金女士也很喜欢吃蔬菜和水果，而且买了不少。但为何买了那么多蔬菜，老伴还嫌少呢？其实金女士虽然买了不少蔬菜，但菜篮子里主要就是芹菜、韭菜、菠菜等叶菜类，蔬菜种类单一。

　　蔬菜按照营养特点可分为叶菜类、根茎类、瓜茄类和鲜豆类四种。叶菜类如白菜、菠菜和青菜等，富含胡萝卜素、维生素 B_2、维生素 C、矿物质等营养成分，是

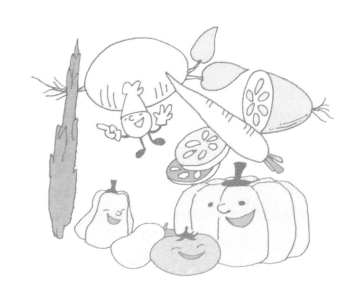

膳食纤维的良好来源。根茎类如胡萝卜、大蒜等，脂肪含量低，含有一定的碳水化合物；大蒜、芋头、洋葱等根茎类蔬菜中硒的含量较高。瓜茄类蔬菜，如冬瓜、番茄和茄子等，水分含量高，蛋白质、脂肪含量低，辣椒、苦瓜中维生素 C 含量较高。鲜豆类与其他蔬菜相比，蛋白质含量相对较高，脂肪含量低，含有丰富的钾、钙、铁、锌、硒等矿物质。

由此可见，不同种类的蔬菜，其营养各有特点。建议菜篮子里的蔬菜品种多样化，叶菜类、瓜茄类、根茎类和鲜豆类均不可少，既丰富了餐桌，又增加了营养。像金女士这样仅仅以叶菜类为主，长期这样会导致某些营养素缺乏。

那老年朋友每天要吃多少蔬果呢？

为了保持人体健康，建议老年朋友每天食用蔬菜类300～500克，其中有一半是绿叶蔬菜，并尽量保证每天食用2～3种蔬菜；水果类每天摄入200～350克，并保证每天食用2～3种水果。

因为蔬菜中维生素含量丰富，高温加热会导致其被破坏，因此对于质地脆嫩可口、可生食的蔬菜，如黄瓜、番茄、胡萝卜、柿子椒、莴苣、卷心菜、芹菜等，可以凉拌或者做沙拉食用，既保存了食物的营养，又美味可口。

特 别 提 醒

有些老年朋友可能会认为：蔬果之所以对健康有益，是其中含有的维生素和矿物质发挥的作用。如果蔬果吃得少，或平时蔬果摄入品种单一，选用补充维生素和矿物质的营养品也一样起到作用。其实健康并不依赖于单种营养素，食物之所以有营养，是其中上百种成分的综合表现、整体的效用，而不是其中一种成分在起作用。因此，吃蔬果带来的健康益处是补充维生素和矿物质之类的营养品所无法替代的。

18 别一味拒绝肉类

熟悉的场景 | FAMILIAR SCENE

现在很多老年朋友很少吃肉；有的老年朋友虽然喜欢吃肉，但不敢吃。因为他们认为肉类含脂肪多，吃多了会导致超重、心血管疾病等一系列健康问题。因此，要少吃甚至不吃肉。有的老年朋友偶尔会吃些鸡肉、鸭肉和鱼肉，但猪肉、牛肉或羊肉之类几乎不吃！

老年朋友由于各种慢性病较多，加上在人们的观念中，肉类脂肪多，吃肉与这些疾病密切相关，因此很多老年朋友对肉类敬而远之。这样的看法对吗？

显然是不对的，别把肉"一棍子打死"而一味拒绝。

从远古时代始，肉类就是人们的主要食物之一，有着积极的保健作用。畜禽肉和鱼虾类是人们获得优质蛋白质的良好来源，从这些食物里，人们可摄入充足的脂肪、矿物质（特别是铁和磷）和维生素，以及某些 B 族维生素等。另外，有些老年朋友不敢碰的动物内脏，也是营养宝库。大部分的动物内脏营养素含量高于肌肉，如动物肝脏蛋白质含量高，脂肪含量较肉类低，而且含有丰富的维生素 A、B 族维生素，以及铁、硒等矿物质。

猪肉、牛肉是不是对健康影响很大呢？以至于很多老年人愿意吃鸡肉、鸭肉和鱼肉，却不敢吃猪肉和牛肉。

现在老百姓中流行的说法是："四条腿"的不如"两条腿"的，"两条腿"的不如"没腿的"；红肉没有白肉好。"四条腿"的主要指猪、牛、羊肉，此类动物的肌肉、内脏及其制品等呈暗红色，内含血红素较多，故称红肉。"两条腿"的主要指鸡、鸭、鹅等禽类，"没腿"的主要指鱼类（含水产类）。"两条腿"和"没腿"的可称为白肉。

特 别 提 醒

对动物性食物（特别是红肉），为了香脆可口，人们常喜欢用炸、煎、烤等高温烹调方式。高温煎炸肉类食物，会产生杂环胺类及多环芳烃类物质，有致癌性；肉类中的胆固醇经过高温煎、炸、烤后，很容易发生氧化，对人体危害极大。而其他的加工方式，如蒸、煮、炖等，常常可以大幅度降低有害物质的产生，比过油加工安全、健康。

其实，白肉和红肉各有优势。白肉含有丰富的不饱和脂肪酸，吸收率高，能量不高；红肉含铁和锌非常丰富，是防止老年朋友贫血的不二选择。那些关于肉类不利于健康的报道，其前提是你吃了很多的肉，确实能带来健康隐患。

那到底老年朋友可以吃多少肉呢?

建议身体健康的老年朋友每人每天畜肉、禽肉和鱼虾类摄入量共 100 克左右，其中每天红肉 50 克左右，大约相当于一个成年人手掌心大小的量。

19 鱼虾护血管，与发物不相关

熟悉的场景 | FAMILIAR SCENE

杜先生有冠心病多年了，血脂高，前段时间查出患有膀胱癌，经过治疗，目前处于康复期。有一次到社区卫生服务中心就诊开药，医生建议他多吃点海鱼。杜先生说海鱼是发物，不能吃。

如今鱼虾是人们餐桌上常见的食材，因其营养价值高，备受人们喜爱。

鱼肉中蛋白质含量丰富，其中所含必需氨基酸的量和比例很适合人体需要，因此是人类摄入蛋白质的良好来源。其次，鱼肉中脂肪含量较少，而且多由不饱和脂肪酸组成，人体吸收率可达95%。另外，鱼肉肌纤维很短，水分含量较高，因此肉质细嫩，比畜禽肉更易吸收。虾因为富含蛋白质，蛋白质含量接近20%，且含钙量高，对于痛风、糖尿病、高脂血症的老年人，都是非常好的食物。因而也成了老年人补充营养、增强体质的佳品。

海鱼因特有的营养成分，往往更适合像杜先生一样患有冠心病和高血脂的老年人。海鱼的体油中含有陆地上的动植物所不具备的高度不饱和脂肪酸，如人们熟知的 DHA（二十二碳六烯酸）和 EPA（二十碳五烯酸），它们能降低血脂，防治心血管疾病；同时，它们也是大脑必需的营养物质，对提高记忆力十分重要。另外，海鱼中的 n-3 脂肪酸、牛磺酸含量都比淡水鱼高得多，对心脏和大脑也具有保护作用。

杜先生认为，海鱼是发物，他不能吃。肿瘤患者中和杜先生有同样想法的不在少数，有些肿瘤患者认为，吃了海鱼，会加重病情。实际上，这种看法是不对的。

传统意义上所谓的"发"，本意是指过敏体质者或患有过敏性疾病，如哮喘、荨麻疹和其他皮肤病的患者，在吃了某些食物，特别是含异体蛋白质的食物，如牛奶、虾、海鲜等之后，容易诱发过敏。但是，癌症和"发"不一样，癌症并非过敏性疾病。

的确有不少肿瘤患者吃了某些食物后会表现出不适，甚至腹胀、腹泻等。这大多是由于癌症患者经过化疗等创伤性治疗后，其消化功能受损，胃肠道原本分泌消化酶的某些细胞遭破坏，消化酶分泌减少，在食用某些食物，尤其是高蛋白、高脂肪的食物后，易诱发肠功能紊乱，出现不耐受现象，与是否吃海鱼没有关系。另外，因海鲜富含碘，因此对于目前沿海地区高发的甲状腺癌、甲状腺结节和甲状腺炎等患者，要减少海产品摄入。

那么每天要食用多少鱼虾呢？建议每天食用鱼虾类40～75克（市售1只大虾约20克，中等大小一段带鱼段约30克）。

20 每天吃点豆，健康又延寿

熟悉的场景 | FAMILIAR SCENE

王先生最近体检中发现血脂高，还有中度脂肪肝。医生告诫他，少吃荤菜。王先生说，少吃荤菜，不吃肉，蛋白质不就少了吗？营养跟不上啊。医生说，可以多吃点豆制品，豆制品营养价值高，蛋白质也很高的。王先生还是有点纳闷：以前经济困难，食物短缺，豆制品吃得多，尤其是农村，有时还自家磨豆腐，那是不得已，没办法，图个填饱肚子。难道豆制品还是个宝？

有类似王先生这样疑惑的人确实不少。老一辈往往记忆犹新，以前生活贫困时，粮食短缺，自家种菜磨豆子，豆制品几乎天天吃，那是为了糊口不得已。现在生活条件好了，鸡蛋、牛奶、肉类这么丰富，却要提倡多吃豆制品，有些不解。

大豆起源于中国，在我国有几千年的食用历史，其营养全面而丰富，有"豆中之王"的美称。大豆及其制品营养价值很高，尤其是蛋白质含量高，而且是优质蛋白质。除此之外，大豆的钙、磷、维生素 B_1 和维生素 B_2 的含量也很丰富，含卵磷脂较多，卵磷脂对人体有多种重要的生理作用，特别是对神经系统有重要意义。研究证明，大豆具有提高血中高密度脂蛋白（HDL）含量，降低低密度脂蛋白（LDL）含量，降血脂，防止老年朋友动脉粥样硬化的作用。

现在纯粹吃大豆的老年人少了，一般都是吃豆制品较多。而豆制品在营养价值上不输给大豆，消化吸收率比大豆高。

如很多老年朋友爱吃的豆腐，色泽洁白，易消化，最适合于牙齿不好、消化功能弱的老年朋友，是养性摄生、延年益寿的佳品。豆腐含有铁、钙、磷、镁等人体必需的多种微量元素，含钙尤其丰富。豆腐含有丰富的大豆异黄酮，对防治老年朋友骨质疏松症有良好的作用。豆腐属于高蛋白、低脂肪的食物，具有辅助降血压、降血脂、降胆固醇的作用。

豆类发酵食品如豆腐乳，因其营养价值高而素有"东方奶酪"之称。发酵后的豆腐乳，大豆原有的豆腥味、胀气因子和抗营养因子等被减弱，消化率大大提高，同时产生了多种具有香味的有机酸、醇、酯、氨基酸等物质。经过发酵后，水溶性蛋白质增加，这使得豆腐乳极易消化，口味鲜美。对于老年朋友消化能力下降、食欲欠佳、胃口不好者，豆腐乳配粥食，可开胃醒脾，能助胃气，有利于早日恢复消化功能。

那每天要吃多少豆类呢？建议老年朋友可以每天食用20克大豆（差不多相当于一个成年人单手捧起的量），或者45克豆腐干（约半小碗豆腐干丁），或者2杯豆浆（1杯200毫升容量）。

21 坚果助降脂，家庭巧配制

熟悉的场景 | FAMILIAR SCENE

　　王先生自从患了高脂血症后，平时就很注意饮食，脂肪含量高的食物如猪肉、羊肉吃得很少。以前吃零食的时候，还吃些花生、核桃、榛子等坚果，现在因为担心血脂高的问题，坚果也不吃了。老伴说，坚果可以吃的，还降血脂呢。到底哪个对呢？

　　在很多人的观念中，脂肪吃多了血脂就会高，坚果因为脂肪含量多，自然就被扣上了"升脂"的帽子。但事实上，坚果不仅能降脂、减重，还能愉悦心情，是非常适合老年朋友身心健康的食物。

　　如人们常吃的核桃，有"坚果之王"的美誉。核桃仁中含有丰富的不饱和脂肪酸，饱和脂肪酸含量却极低，加之所含大量的抗氧化剂，可抑制人体低密度脂蛋白胆固醇（"坏胆固醇"）的增加。因此，坚果特别适合血脂异常的老年朋友食用。

　　美国大杏仁是一种纯天然的、营养密集型的健康食品，食用大杏仁会让人产生明显的饱腹感，从而控制其他高能量食物的摄入。有研究显示：每天吃一把核桃或大杏仁等，可有效减少腹部脂肪，而且还能使人心情舒畅，并降低食欲。美国的研究人员发现：喜欢吃杏仁等坚果的人，其腰围比从不吃这些食品的人要小50%以上。

花生俗名"长生果"，含有丰富的脂肪、卵磷脂、维生素 A、维生素 E 以及钙、铁等营养成分，经常食用可起到滋补益寿之效。花生中含有的植物化学物质有很强的抗氧化特性，它能够预防细胞退行性病变的伤害，其中包括癌症、糖尿病和心血管疾病等。

当然，坚果属于高能量食物，人们常吃的炒花生、

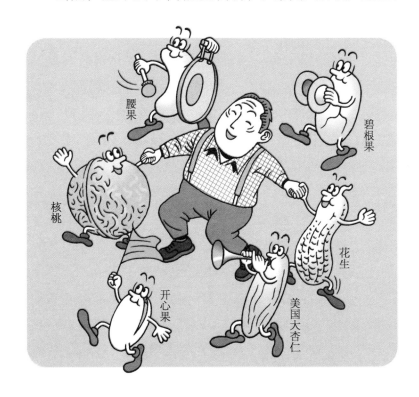

腰果
碧根果
核桃
开心果
花生
美国大杏仁

葵花子、山核桃和榛子等，每100克所含能量均超过400千卡（约1 672千焦）。

因此，坚果虽好吃，也应把握好"度"。建议老年朋友每周食用50～70克坚果，平均每天10克左右，相当于每天食用核桃2～3个或者花生米8粒左右。

有些老年朋友会觉得每天只吃一种坚果，一方面品种单一；另一方面营养也不够全面。那能否可以每天吃多种坚果而且不超量呢？当然可以。

如今市面上小袋装的混合坚果备受人们欢迎，迎合了很多人对坚果多样化的需求。市面上"每日坚果"各类产品的营养配比，如能量、蛋白质、脂肪、碳水化合物和钠的含量上各不相同。建议老年朋友购买时，看清包装上的营养成分表，选择低能量、低钠、蛋白质含量高的产品。

为了丰富老年生活，吃到健康的食物，老年朋友不妨学着家庭自制混合坚果。自制混合坚果的选择很多，坚果如核桃仁、腰果、榛子、花生、南瓜子、松子、杏仁等，将各种坚果洗净晾干，烤熟烤香，果干则可以选择蔓越莓干、葡萄干、蓝莓干等。每次制作时可选择5～6种坚果或果干进行混合，应尽量合理搭配各种坚果，并将每份混合坚果包的量控制在10克左右，装入小袋中，每次食用时取一小袋即可。

特 别 提 醒

　　每次自制混合坚果包不可太多，可满足一周食用即可。建议坚果包存放不要超过 3 个月，因为坚果中的不饱和脂肪酸含量多，存放时间过久易发生油脂氧化和变味现象，甚至产生哈喇味，不仅营养价值下降，还会产生氧化产物，对健康造成影响。

22 油脂巧搭配，血管更年轻

熟悉的场景 | FAMILIAR SCENE

　　吴女士和女儿一家三口一起生活，平时家里做饭主要是吴女士。吴女士烧菜喜欢多放油，认为这样烧出来的菜才好吃。吴女士一直比较节俭，经常在超市买那种大桶油还顺带赠送小瓶装的，说经济实惠，够吃好长时间的。吴女士有时还买猪油烧菜，觉得猪油香，烧菜好吃，以前贫困的时候，特别爱吃猪油。女儿说，老年人不能吃猪油，会得心血管疾病。吴女士有些疑惑了。

人们每天烧菜都离不开食用油，很多老年朋友认为植物油对健康有好处，多吃点没关系，就像吴女士一样，烧菜喜欢多放油，觉得又好吃又健康。而一提起猪油，很多老年朋友对此更是念念不忘。在物质匮乏年代，猪油拌饭、猪油渣，都是那时难得的美味。

确实食用油是人们饮食的重要组成部分，它能提供丰富的能量和脂肪酸，具有增强免疫力、延缓衰老和润肠通便等作用。那植物油是不是就可以多吃呢？肯定不是。

老年朋友一般常吃的植物油，如花生油、大豆油和玉米油等，主要以不饱和脂肪酸，尤其是亚油酸含量较高。而现在研究发现，亚油酸在降低低密度脂蛋白（俗称的"坏胆固醇"）的同时，也降低高密度脂蛋白（俗称的"好胆固醇"），也就是说，亚油酸对保护心血管、预防心血管疾病并没有积极作用，甚至有相反的副作用。不饱和脂肪酸（特别是亚油酸）含量多的植物油"经受不住时间考验"，在高温、阳光和紫外线照射以及油脂含有杂质或储存过久等情况下，油脂很容易被氧化而变质变味，不仅不能发挥应有的保健作用，还能产生一系列的有害物质。

像吴女士为了图经济合算，喜欢买那种大桶油还顺带赠送小瓶装的，虽然够吃好长时间，但长时间储存，油脂很容易发生氧化，反而是弊大于利。故建议老年朋友如果家里人口不多时，尽量购买小瓶装的食用油，这样能在短时间内尽快吃完。

既然植物油食用要适量，那吴女士有时喜欢吃点猪油是否可以呢？猪油作为动物油脂，其饱和脂肪酸含量较高，超过了40%，过多摄入饱和脂肪酸会增加患心血管疾病的风险。因此，老年朋友偶尔吃点猪油作为饮食调剂是可以的，但不建议把它作为家庭的日常用油。

实际上，人体需要各种不同的脂肪酸，每种食用油所含的各种脂肪酸比例都不相同。建议老年朋友经常换换食用油品种，多种食用油搭配食用，可提供人体所需的均衡营养。

那老年朋友每天可以用多少食用油呢？建议老年朋友

特 别 提 醒

花生油、玉米胚芽油、大豆油等常见食用油，主要富含亚油酸，适合于炒菜、炖汤等。动物油脂主要含饱和脂肪酸，在煎、炸等高温情况下比较稳定，且能赋予煎炸食品金黄色的外观和良好的口感。另外，动物油脂耐高温，故食物需油炸加工时，可以选择性质比较稳定的猪油等动物油脂。

每天摄入食用油 25 ~ 30 克，以 25 克为宜（一陶瓷调羹油约 10 克）。

23 喝果汁比吃水果更好吗

熟悉的场景 | FAMILIAR SCENE

顾女士自从买了榨汁机以后，每天早上将几种水果切块，有时还放点胡萝卜条和黄瓜块一起榨汁喝。早上喝不完的果汁，放冰箱中。想喝的时候再喝，觉得很方便，营养也全面，也挺时尚的。老伴觉得喝果汁没有直接吃水果和蔬菜好，两人为此事意见不一。

确实，对于平时蔬果吃得少的老年朋友而言，果汁是补充膳食营养不足的一种方式。而且有时老年朋友一次吃不了一个水果（如苹果），吃不下扔了又可惜，如果将几种水果榨汁，分几次喝，不浪费。同时，很多人认为是自己榨的果汁，新鲜、营养、安全。那喝果汁真的比吃水果更好吗？

实际上，水果榨汁后，其中的一些营养素，如维生素 C、钙等营养素会大打折扣。有研究表明，沙棘做成沙棘汁后，维生素C从原来每100克含有204毫克降到只剩8毫克，可以说所剩无几。100克橘子中原含钙42毫克，榨汁后只剩下7毫克，只剩下原先的1/6。所以果汁不管是市售的还是自己加工的，营养价值都有所降低。如果再过滤，滤液的各种营养成分含量就更低了。

像顾女士一样，有的老年朋友觉得每次榨果汁太麻烦，一次多榨一些果汁放冰箱里，什么时候想喝取出来再喝。其实冰箱并不能阻止果汁中营养素的流失，只能减缓营养素损失的速度。在高温季节，果汁营养素会流失得更快。如蔬果中含有的维生素C和酚类化合物，维生素C本身相当"娇气"，在榨汁过程中，蔬果的细胞结构被破坏，维生素C和酚类化合物暴露在空气中会被氧化而流失。而且果汁存放时间越长，与空气、阳光接触越久，则维生素C和酚类化合物的流失就越多，果汁会因氧化变色和发生沉淀，口感也会下降。

实际上，对于老年朋友而言，水果嚼着吃有很多益处。

对于牙齿咀嚼功能较好的老年朋友，水果里含有丰富的纤维素，在嚼食的过程中，好比一把高效能的牙刷，可以清扫牙齿上的食物残渣，对牙齿起到机械洗刷的作用，从而清洁口腔和牙齿。而且在磨碎水果时，可以帮助按摩牙龈，促进牙龈健康，并且咀嚼能刺激分泌唾液，平衡口腔内的酸碱度，起到自然的杀菌作用。

对于牙齿脱落、不方便嚼食水果的老年朋友，可以喝些自己榨的果汁，但建议尽量现榨现喝，不要留存。

特 别 提 醒

有些蔬果，尤其是水果，由于酸度较高，维生素流失较少，对不方便嚼食水果的老年朋友来说，可以打成果汁饮用。如将山楂、葡萄和猕猴桃等酸度较高的水果打成果汁饮用，相对来说，维生素 C 的损失较少；而黄瓜、胡萝卜和桃等蔬果，酸度较低，做成果汁，则维生素 C 损失较大，不建议打成果汁饮用。即使饮用，也要现榨现饮。

24 牛奶、豆浆、酸奶，该怎么选

熟悉的场景 | FAMILIAR SCENE

江女士这么多年有个习惯，前一天晚上将黄豆、花生泡水里，第二天早上起来用豆浆机磨豆浆，喝了好多年了。这段时间儿子经常买些牛奶给江女士喝，说牛奶营养好，老年人每天要喝。但江女士喝了几天牛奶后，老是觉得有些腹胀，有时还拉肚子。后来改成喝酸奶，这种现象就消失了。

很多老年朋友和江女士一样，有喝豆浆的习惯。而且一般都是自己泡豆子，自家磨豆浆，价廉且营养丰富，深受老年朋友们喜爱。

豆浆是我国的传统饮品，因其营养丰富而有"植物奶"的美誉。现代研究发现，豆浆不仅保留了大豆中大

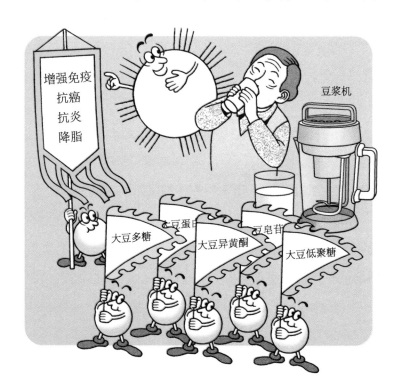

部分营养成分和生理活性物质，如大豆蛋白、钾、镁和B族维生素等，而且还含有大豆异黄酮、大豆皂苷、大豆多糖、大豆低聚糖等成分，这些成分有增强免疫、抗癌、抗炎、降脂等多种作用。豆浆的血糖指数低，含有植物蛋白质，不含胆固醇，更适合老年朋友，尤其是患有糖尿病和高脂血症的老年朋友。豆浆中含有可溶性膳食纤维，能有效阻止糖的过量吸收，减少糖分，因而能防治糖尿病。

因此，建议老年朋友可以适当多喝豆浆，每天2杯左右（1杯200毫升容量）。可以像江女士一样，在黄豆里加入黑豆、花生等一起磨豆浆，营养价值更高。

如今人们生活条件好了，牛奶也已经进入老百姓家庭。牛奶因含有丰富的优质蛋白质和钙等营养成分，一直被认为是高营养价值的食物。

江女士的儿子孝顺，觉得多喝牛奶可以强壮身体，让江女士喝牛奶。但江女士喝了几天牛奶后，老是觉得有些腹胀，有时还拉肚子。这其实是乳糖不耐受症的表现。牛奶中的糖类主要是乳糖，而至少有70%的黄种人体内缺乏乳糖酶，所以不能分解和吸收牛奶中的乳糖，乳糖进入大肠，酵解后产生气体，就会出现腹胀、腹痛和拉肚子等现象，这就是乳糖不耐受症。

因此，建议老年朋友适量饮用牛奶。可以一周喝2～3次，一次200毫升左右，其余时间可以多喝豆浆。

有些老年朋友因为对牛奶不耐受，改喝酸奶后，腹胀、腹痛和拉肚子等现象就消失了。这是因为牛奶加工成酸奶后，乳糖被分解了，因此不存在乳糖不耐受的问题。

特 别 提 醒

经过加工制成的酸奶，其中所含的蛋白质和脂肪更易消化吸收，而且酸奶含有较多的乳酸菌，经常食用可以调整肠道环境，能强化机体免疫功能，调节便秘和腹泻，适合老年朋友饮用。酸奶都是冰箱冷藏保存，因此温度较低。从冰箱里拿出来后，建议在室温下放一会儿，等酸奶温度适合后再饮用。

25 喝茶虽好，也有讲究

熟悉的场景 | FAMILIAR SCENE

吕先生体型偏胖，退休后没有什么特别爱好，平时主要就是喝喝茶、下下棋。吕先生特别喜欢喝浓茶，尤其偏爱喝绿茶，每天要喝好几杯。但前几天吕先生听了一场健康讲座，讲课老师说不建议老年朋友喝浓茶，还讲了一些注意事项。吕先生有些没弄懂，喝茶还有这么多讲究吗？

茶是地地道道的中国"国粹"，我国已有5 000多年的饮茶史，茶不仅是日常饮品，也有很好的医疗保健作用。相传几千年前我国就用茶治病，在我国现存最早的药学专著《神农本草经》中就有"神农尝百草，日遇七十二毒，得茶而解之"记载，"荼"就是"茶"的早期异形字。

即使在现代科技高度发展的今天，茶仍不失为保健上品，其中的多种成分仍有很好的保健治疗作用。如茶叶中有生物碱、茶多酚、糖类、有机酸、芳香物质、维生素和矿物质等多种化学成分，其中最重要的有效成分是茶多酚，茶多酚是一种延缓衰老、增强机体免疫功能的抗氧化剂，不但可以预防心血管疾病，而且具有防癌功效。茶叶也是降脂高手，并有助于降低体重，降低尿酸，改善痛风等疾病。因此，茶是老年朋友非常好的养生保健饮品。

但有些老年朋友，像吕先生一样，特别喜欢喝浓茶，而且尤其偏爱喝绿茶。实际上，喝茶要因人而异，要讲究方法。

（1）茶有寒凉温热之分：春夏季，宜多饮绿茶类偏寒性的茶，以清热解毒；秋冬季节，多饮乌龙、红茶等偏温性的茶，以温养脾胃。对于寒凉体质的老年朋友，如怕冷怕风，手脚冷，喜欢喝热饮、吃热食，受寒冷易出现腹泻者，可饮用红茶；属于温热体质的老年朋友，如怕热，容易口渴，喜欢喝冷饮，小便色黄赤者，宜多饮用绿茶；而肥胖、高脂血症的，宜选用乌龙茶。

（2）不宜饮浓茶：否则可使心跳加快，血压升高，引起失眠等。

（3）不宜空腹饮茶：空腹喝茶，茶水直入脘腹，有如"引狼入室"，会出现心慌、尿频等不良反应，还会影响人体对各种营养素的吸收。

（4）不宜饭前饭后饮茶：饭前饮茶会冲淡消化液并降低食欲。饭后喝茶，会延长食物消化时间，增加胃的负担。还有研究发现：茶叶中含有大量单宁酸，如果饭后马上饮茶，食物中的蛋白质、铁质与单宁酸很容易发生凝结，会减少对蛋白质、铁质的吸收，影响器官的多种生理功能，还容易引发缺铁性贫血。

（5）饮茶量要适当：平时有饮茶习惯的老年朋友，每天茶叶用量不宜过多，12～15克，以淡茶为宜，可分3～4次冲泡。

总之，茶是健康饮品，饮茶也是精神享受，老年朋友要学会饮茶，大有好处。

26 买菜、择菜、洗菜，也是学问

熟悉的场景 | FAMILIAR SCENE

　　张女士和老伴陆先生年纪大了，腿脚不便，不方便天天买菜，有时一次买很多，可以吃好几天，省事。张女士听说蔬菜里面有农药，因此做饭前，经常将买回来的蔬菜切好后，先在水里浸泡一段时间再烹调，觉得这样更安心。这样的做法真的能让人安心吗？

　　这不是个例，类似张女士这种做法，在生活中还真不少。生活中，老年朋友应酬很少，一般都是自己做饭，几乎每天都要接触买菜、择菜、洗菜、做饭等过程，每天循环，看似平平淡淡，但这些买汰烧的过程蕴含着学问。像张女士和陆先生一样，有些老年朋友由于腿脚不便，不方便天天买菜；或者老年朋友觉得天天买菜太麻烦，一次多买些比较省事方便，够吃好几天的。

　　其实，这样做是不可取的。

　　蔬菜买回来，尤其是绿叶蔬菜存放过久，不仅营养价值下降，还有可能出现变质的问题。另外，存放过久的蔬菜，其中的亚硝酸盐含量明显增加，亚硝酸盐摄入后，在胃里可转变成对健康有害的亚硝胺类物质。因此，建议老年朋友多吃新鲜食物。如果腿脚方便，最好经常去菜场，既锻炼了腿脚，丰富了生活，又能吃得更营养、更健康。目前，网上买菜软件流行，对于不方便天天买菜的老年朋友，可以通过一些买菜软件进行购买，很方便。

生活中不仅买菜有窍门，择菜也一样有诀窍。如人们习惯于食用芹菜茎，芹菜叶却往往无人问津。但从营养学角度来说，芹菜叶所含的蛋白质、维生素 B_1 和维生素 C 的含量都比芹菜茎高。可以做成芹菜叶蛋花汤，或者将芹菜叶与醋、香油、辣椒一起凉拌食用，也非常美味。

还有些老年朋友像这位张女士一样，将买回来的蔬菜在水里浸泡小半天，然后再加工烹调，他们认为这样做可以减少蔬菜里的农药残留。其实，蔬菜在存放、清洗和烹调的过程中，农药会有很大程度的挥发；同时，蔬菜含有丰富的水溶性维生素，如果蔬菜在水里长时间浸泡，尤其是像张女士一样，先切蔬菜再浸泡，水溶性维生素会大量流失。因此，建议蔬菜先洗再切，而且不要长时间在水里浸泡。

介绍几种简易的家庭清除蔬果残留农药，并且减少营养素破坏的方法，操作简便，环保而无污染，不妨一试。

（1）浸泡水洗法：可先用水冲洗掉蔬果表面污物，在清水里加入少量果蔬清洗剂，浸泡5分钟左右，再用流动水冲洗两三遍，以尽量减少果蔬清洗剂和农药的残留。

（2）面粉水洗法或淘米水洗法：可在面盆中加入一把面粉，然后加入适量的水混匀，再放入蔬果进行浸泡洗涤。还可以用淘米水浸泡蔬果，环保而且去除残留农药效果好。

（3）碱水浸泡法：将蔬果表面污物冲洗干净，浸泡到碱水中（一般500毫升水中加入碱面5克左右）5~10分钟，然后用清水冲洗两三遍即可。

（4）去皮法：蔬菜瓜果表面农药残留相对较多，所以削去皮是一种较好的去除残留农药的方法。可用于苹果、梨、猕猴桃、黄瓜、胡萝卜、冬瓜、南瓜、西葫芦、茄子、萝卜等。

慢病

饮食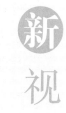视角新

27 吃饭没胃口，用调味品调味

熟悉的场景 | FAMILIAR SCENE

　　杨先生的女儿和外孙最近来吃饭，外孙吵着说，外公做的菜太咸了，不好吃。杨先生说知道盐吃多了不好，但年纪大了，吃东西没胃口，就想多吃点咸的。前几天居委会组织了一场关于老年健康饮食的讲座，杨先生觉得这是个学习的好机会。听完讲座，杨先生觉得受益匪浅，按照老师讲的，用调味品调味，少用盐，自己胃口也好多了，小外孙也特别爱吃。

　　很多老年朋友可能都有杨先生这样的体会，年纪大了，胃口不如从前，甚至把吃饭当作一项任务，吃啥都觉得没什么食欲，就想多吃点咸的提提胃口，但盐吃多了又不好，真是两难啊！

　　其实，老年朋友吃饭没胃口是有其生理原因的。美国哈佛医学院的研究认为，老年朋友没胃口与味蕾和嗅觉的退化、消化功能减弱有关。女性50岁、男性55岁以后，约有2/3的味蕾会逐渐萎缩，而且年龄越大，味觉功能减退越严重。

　　很多老年朋友为了增加食欲，会在食物中增加较多的食盐、糖、油、味精等调料。但这样一来，会导致老年朋友味蕾变麻木，使味觉的辨别能力更差。而且重油、重盐和重糖的饮食，对老年朋友健康也不利。因此，不建议老年朋友选择重口味的膳食。

　　那对于吃饭胃口不好的老年朋友，有没有增加食欲的办法呢？

　　其实，为了老年朋友健康、帮老人提振食欲，可以在菜里多放点儿葱、姜、蒜、醋和咖喱等调料进行调味，以代替多油、多盐和多糖的膳食，这样不仅可以增加食

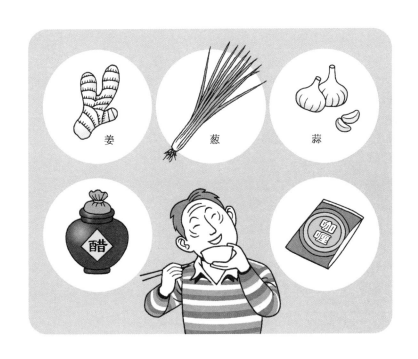

欲，而且这些调味品对健康也有积极的作用。

如：生姜不仅是家庭常用调味品，有研究发现，生姜还能消除炎症反应，有助于防范癌症。研究显示，葱含有很多延缓衰老的成分，如半胱氨酸等，它可推迟细胞老化。因此，常食葱可延年益寿。

中国人咖喱吃得不多，但适当吃些咖喱对健康有利。咖喱中含有姜黄素，姜黄素可抑制多种癌细胞的生长，并诱导癌细胞的凋亡；另外，姜黄素还有降低血胆固醇的作用。

大蒜更是老幼皆知的保健佳品，大蒜有降血糖、防治心血管疾病、防癌抗癌等作用，是心血管病、中风、癌症和糖尿病的克星。

醋不仅是调味品，可增加菜肴的鲜、甜、香等味道，还具有多重作用。如可保护食品中的维生素 C 不受破坏；有开胃，增进食欲，促进唾液和胃液的分泌，帮助消化吸收的作用；还可以扩张血管，防止心血管疾病、糖尿病的发生。

如果为了增加饮食的鲜美，建议老年朋友饭菜少用味精提鲜。可在菜里加点虾皮，虾皮含钙多，特别适合老年人。汤里还可以加点蛤蜊、文蛤等以增加鲜味等。

除此之外，老年朋友还可以多吃点酸味食物，如凉拌菜里加点柠檬汁，或者白开水里加点柠檬片泡水喝，或者适当吃些橘子、葡萄和猕猴桃等酸味水果，可以增加食欲。

因此，使用这些健康调味品和增加胃口的食材，不仅增加食欲，还可促进健康。

特 别 提 醒

膳食中多补锌对改善胃口也有积极的帮助。日本曾有研究显示，日本60～65岁的味觉障碍者中，有28％的人血液里锌含量不足，65岁以上的老年朋友有33％出现味觉障碍。而补锌能有效改善症状，有助于提高老年朋友的食欲。因此，胃口不好的老年朋友可以多吃点海鱼、瘦肉、坚果、大蒜、土豆等含锌丰富的食物。

28 防治少肌症，不光是补蛋白

熟悉的场景 | FAMILIAR SCENE

张女士自从退休后，胃口就没有以前好了，体重也有所下降。感觉走路没有以前利索，肌肉变得松弛，稍重点的东西就拎不动，体力也没有以前好。医生说这是少肌症，平时要多运动，尤其要注意补充营养。

可能很多老年朋友对高血压、糖尿病、高脂血症已经耳熟能详，但对少肌症比较陌生。

那什么是少肌症呢？少肌症是老龄化过程中以骨骼肌质量及其力量的下降为特征，并伴有生理性残疾、生活质量下降甚至死亡等危险性的临床综合征。少肌症缺乏特异的临床表现，患者可表现为：活动能力下降，日常动作（如行走、坐立等）完成困难甚至导致平衡障碍、易跌倒等；肌肉纤维体积和数量减少，易发生骨质疏松症或骨折；肌肉功能减退，活动及握力明显下降等。对于 65 岁以上的老年朋友，如果年体重下降 5%，应注意少肌症发生的可能。

是不是老年朋友容易患少肌症呢？有研究发现，60 岁以后人体肌肉纤维体积和数量每年下降 3%，70 岁时人体肌肉纤维体积和数量较青年时期每年约下降 40%。80 岁老人与 20 岁年轻人相比，肌肉纤维体积和数量减少 30%~50%。可见肌肉衰减是老年朋友不得不面对的严峻事实。

可能有老年朋友认为，少肌症主要是人体肌肉纤维体积和数量减少，对运动有影响，对身体其他影响较小。

有研究发现，少肌症的存在，使老年朋友心血管疾病发病率及死亡率升高。绝经后女性由于雌激素水平的改变，导致体内肌肉量减少，骨质降低、脂肪组织出现异位蓄积，会加速冠状动脉粥样硬化的程度，增加引发冠心病的危险因素。

老年少肌症患者需要补充哪些营养呢？目前研究认为，少肌症的发生机制之一与老年朋友营养不良（蛋白质、维生素 D 等缺乏）密切相关。老年朋友身体合成蛋白质的能力降低，分解代谢增强。加上老年朋友味觉、嗅觉减退，易出现食欲不振、消化功能减退，蛋白质利用率下降。还有部分老年朋友因为担心发胖和患心血管疾病，摄入的蛋白质数量和质量均较差，这些因素进一步加剧了老年朋友出现少肌症的风险。

由此可见，营养干预是防治老年朋友少肌症的重要措施。

对于少肌症的老年朋友，要增加奶类、瘦肉、禽类、鱼虾和大豆制品等富含优质蛋白质的食物。并按照自己的饮食习惯，烹制合乎口味的膳食。如一个鸡蛋大约含有 6 克蛋白质，不妨在早餐时增加一个鸡蛋，将鸡蛋做成自己喜欢的口味，美味而且营养；或者每天多吃一把坚果；凉拌菜里多加一点芝麻；将肉做成易消化的小肉圆、水饺等形式，以充分补充优质蛋白质。

有研究发现，维生素 D 缺乏易导致肌肉量衰减。而老年朋友户外活动少，接受紫外线照射及维生素 D 合成能力均不足，更易出现维生素 D 缺乏。因此，平时膳食中可多摄入富含维生素 D 的食物，如海鱼、动物肝脏、蘑菇和虾等。同时，要多晒太阳，促进体内维生素 D 的合成。一般来说，上午 10 点前、下午 4 点后的阳光紫外线强度偏弱，建议每次晒的时间不超过半小时，既能促进新陈代谢，又可避免伤害皮肤。

特 别 提 醒

老年朋友如果出现少肌症，需要补充蛋白粉吗？

对于饮食正常，膳食合理均衡的老年人来说，从膳食中可以摄入充足的蛋白质，则无须额外补充蛋白粉。对于进食量少、蛋白质缺乏的老年朋友，可以适当在膳食以外增加一定的蛋白粉，作为饮食的补充。可以将蛋白粉加在牛奶、豆浆等食品中，和点心一起食用。蛋白粉中含有多种具有特殊生理功能的活性物质，这些活性物质一旦遇到高热就会失去活性。因此，冲泡蛋白粉时不要用滚开水，最好是用 50℃以下的温开水冲泡蛋白粉食用。

29 改善贫血，别拒绝吃肉

熟悉的场景 | FAMILIAR SCENE

　　徐女士，60 岁了，住在 3 楼，平时每天都要下楼到小区转转，和邻居聊聊家常，上下楼心不慌、气不喘。最近，她总是觉得头晕、乏力，面色也不好，上楼也觉得累。他认为是人老了，体力不足引起的，没在意。但一个月过去了，症状也没减轻，到医院一检查，医生说是贫血。仔细询问徐女士的日常饮食，徐女士说，因为自己血脂高，觉得多吃素总归是好的，有半年左右徐女士都不吃荤菜了。

　　贫血是老年朋友常见的健康问题。据报道我国 60 岁以上老人贫血患病率约为 25.6%。老年朋友贫血的症状并不典型，特点是缓慢、隐匿，所以容易被忽视。如见皮肤黏膜苍白、头晕、眼花、耳鸣、乏力、心慌、表情淡漠、反应迟钝等变化。一旦出现上述症状，应到医院检查，考虑是否贫血。

　　老年朋友贫血有多重原因，长期服用某些药物以及疾病会引起贫血，而因缺乏蛋白质、铁、叶酸和维生素

B_{12} 等营养素导致的营养性贫血是老年朋友贫血最常见的类型，徐女士就属于营养性贫血。

那对于老年营养性贫血，该如何饮食调理呢？

首先，老年朋友要注意膳食种类丰富，避免偏食。像徐女士一样，有的老年朋友觉得自己患有一些慢性病，荤菜就不敢多吃甚至不吃。但是蛋白质是合成血红蛋白的重要原料，若蛋白质缺乏，红细胞生成困难，久而久之，就容易患贫血。维生素 B_{12} 也主要来源于动物性食物，叶酸广泛存在于动物和植物性食物中，尤其是绿叶蔬菜中。有些老年朋友牙齿脱落，食物煮得过烂，高温对叶酸有很大的破坏。因此，老年朋友要尽量做到膳食多样化，食物切忌煮得太烂，以保证营养的摄入。

其次，别拒绝吃肉。现在素食成为时尚，在老年朋友中更受追捧。有的老年朋友会和徐女士一样，认为许多蔬菜中也有铁，多吃蔬菜不是一样补铁吗？其实，从食物中铁的含量来看，动物性食物远高于植物性食物。如大家都认为菠菜含铁丰富，但猪肝含铁量几乎是菠菜的 10 倍。另外，铁在食物中的存在形式有两种，一种是存在于动物性食品中的血红素铁，如猪肉中铁的吸收率为 30%，鱼肉中铁的吸收率为 15%。另一种存在于植物性食品中，如蔬菜中的非血红素铁，吸收率只有

3%～5%。由此可见，蔬菜中铁的吸收率并不高。而且蔬菜中含有较多的植酸、草酸和膳食纤维，会影响铁的吸收。

因此，建议老年朋友适当食用动物性食物，如瘦肉、动物肝脏、蛋黄和鱼类等，以防治贫血。另外，膳食中可以多摄入花生、核桃、黑木耳、豆类、菌菇类、黑芝麻、樱桃、紫菜、桂圆肉和桑椹（干）等，具有一定的补血作用。

如果经过膳食调整，贫血得不到改善，可以在医生的指导下服用一些铁剂。治疗期间患者切忌饮用浓茶，以免影响药物吸收。

30 明辨病因，缓解便秘

熟悉的场景 | FAMILIAR SCENE

李先生的便秘问题已经有多年了，有时候四五天一次，大便很干，每次排便都很费力，因为常年便秘，还有口臭的毛病。听朋友说：便秘一般都是体内热重引起的，吃点清热解毒的药就好了。可李先生吃了不管用，有时候实在没办法了，要用大黄或者番泻叶这些泻药才能解大便。一开始还管用，后来再也不管用了。而且用了泻药以后，人觉得很虚弱，可把李先生急坏了。

很多老年朋友像李先生一样，常年饱受便秘的痛苦。据报道，我国60岁以上的人群慢性便秘患病率高达22%，也就是说5个老人里面就有一个人有便秘痛苦。

进入老年期以后，人体生理功能日渐衰退，如胃肠蠕动功能减弱，食物在肠道中停留时间过长，水分被大量重吸收，引起便秘。肛门、直肠及盆底疾病，精神和体质欠佳、药物等因素，均会影响排便，引起便秘。长期便秘危害可不小，可引起头晕、心悸乏力、烦躁不安、失眠、注意力不集中、记忆力下降、口苦、口臭、食欲不振、皮肤瘙痒、面色晦暗等问题。老年朋友便秘时用力排便，会使血压突然增高，还有诱发脑血管意外的风险。

有些老年朋友便秘，除了某些疾病等因素引起以外，与膳食不合理也有关系。如膳食中纤维素过少、膳食缺乏蔬菜和水果、饮水不足、脂肪摄入不够等，均可导致便秘。如有的老年朋友担心脂肪摄入会加重高血脂的问题，不敢吃肉和一些脂肪含量高的食物。其实，适当吃点脂肪，可以润滑肠道，对老年朋友虚弱性便秘有缓解作用。

有的老年朋友会和李先生一样，便秘无法缓解，实在没办法了，吃泻药解决，但时间长了就不管用了。老年朋友随着衰老的自然进程，脏腑功能衰退，气血亏虚，气虚者肠道蠕动无力，粪便排出困难；血虚者，肠道因津液缺乏而受不到滋润，致使大便秘结。如果光用泻药，只会使原本虚弱的脏腑功能更加虚弱，不但达不到通便的目的，反而会诱发其他疾病。因此，泻药不能长期使用。

那该如何调理呢？要分辨病因，采取针对性措施。

对于平时因蔬果吃得少而膳食纤维摄入不足引起的便秘，可多吃些蔬果及含植物纤维素多的多渣食物，如红薯、土豆、绿叶菜、韭菜及干果类食品等。

对于饮水不足或者脂肪摄入少引起的便秘，可以针对性地增加饮水量和增加脂肪类食物摄入，如炒菜比平时多放点油，多吃点肉类等。做凉拌菜时，多用麻油凉拌等。芝麻、核桃和蜂蜜等，可以润肠通便。可以将芝麻、核桃打成粉，每次用一勺，加温水和蜂蜜一起食用。同时，膳食中应避免刺激性食物，如辣椒、胡椒、姜、酒、浓茶、咖啡、辛辣调味品及各种香料。

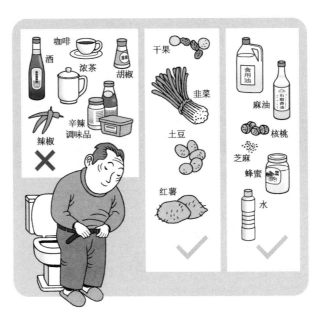

咖啡 酒 浓茶 胡椒 辛辣调味品 辣椒 ✗

干果 韭菜 土豆 红薯 ✓

麻油 核桃 芝麻 蜂蜜 水 ✓

特 别 提 醒

除了进行饮食调养外，采用按摩法也能缓解便秘。老年朋友便秘的主要原因是肠蠕动功能降低，通过按摩揉腹促进肠道蠕动，可帮助排便。揉腹的具体做法是：晚上躺在床上和晨起起床前，用右手掌心放下腹部，左手掌心放在右手背，从下腹部按摩上提至右季肋部，然后推向左季肋部，再向下沿顺时针方向反复按摩 30～50 遍下腹部，只要轻轻揉动就行。

31 分清腹泻病因，注意饮食调养

熟悉的场景 | FAMILIAR SCENE

　　李先生有多年的老胃病，偶尔出现腹胀、胃口不好的症状。昨天是李先生的 65 岁生日，昨晚家人特地在饭店里聚餐，为李先生庆祝生日，李先生很开心。没想到今天下午李先生腹泻了 3 次。李先生家里常年备有一些常用药，如治疗感冒的、抗感染的药物等。李先生服用了几粒药物后，病情不见好转，到医院就诊。医生听完李先生的主诉后认为，李先生是有老胃病，消化功能弱，加上在饭店里聚餐，大鱼大肉和蛋糕吃得多，引起消化不良，导致腹泻，不需要服用抗生素，以休息和饮食调养为主即可。

　　如今很多居民家里都备有小药箱，尤其是老年朋友，患有一些老年病，往往需常年服药，家里会常年备一些药物，如治疗感冒、咳嗽、便秘、腹泻、高血压等的药物，以及治疗一些感染性疾病的抗生素，以防万一。这种做法值得肯定，但在用药时，还需在医生指导下，找出病因，合理对症使用药物。

如腹泻，原因较复杂，急性腹泻多为细菌或病毒感染、饮食不当、食物中毒等引起；慢性腹泻与慢性炎症性肠病、肠结核、乳糖不耐受症、慢性胰腺炎及肿瘤等有关。而像李先生这样，不清楚腹泻的病因盲目使用药物，反而起不到治疗作用。

因此，老年朋友在发生腹泻后，不要自行使用药物，应去医院找出病因，针对性地给予治疗。

腹泻后往往会因丢失水分和电解质而出现脱水、电解质紊乱，因此腹泻时，老年朋友要及时补充水分和电解质，以维持水、电解质平衡。老年朋友腹泻往往与一些原有疾病有关，如肝硬化、胆囊手术后、糖尿病、慢性胰腺炎等，都可能出现腹泻。因此，在治疗腹泻时，积极治疗原有疾病，以实现最佳治疗效果。

在进行相应治疗的同时，注意休息和饮食调养，可以起到辅助治疗的作用，即帮助人体吸收营养，缓解病情，尽快康复。

腹泻患者的饮食以易消化吸收为原则，食物需切小、制软。为了使肠道得以休息，急性腹泻在水泻期应禁食，通过输液及时纠正水电解质紊乱，病情缓解后可逐步给予清流质饮食，如米汤、面汤、蛋花汤、菜汁、藕粉等，半流质如汤面、馄饨、米粥等，并逐步过渡到软食和普食。

　　腹泻患者忌用各种粗粮、大块的肉、油炸食物、坚果以及辣椒等辛辣调味品；避免食用粗纤维的食物，如芹菜、韭菜、豆芽、菠菜等，以减少对消化道的刺激。恢复期患者可逐步增加膳食纤维摄入，蔬菜去粗纤维后可制成泥状食用。主食宜用白米、白面等细粮，如烂饭、粥、小馒头、白面包。另外，可食用如嫩碎瘦肉、豆腐、酸奶、土豆、冬瓜、饼干、藕粉等。

特 别 提 醒

　　在日常生活中，在治疗的同时配合一些食疗，能起到辅助治疗腹泻的作用。如可食用山药粥。鲜山药 50 克、粳米 100 克。鲜山药削去外皮后洗净，切成小丁状备用。将粳米淘洗后，同山药一并放入锅内，加入适量清水，煮成稀薄粥，可以在早晚餐空腹温热食用。山药粥可健脾养胃，滋补益气，适合脾虚久泻、消化不良、腹胀等人群，尤其适合老年朋友。

32 痛风降尿酸，别忘了限糖

熟悉的场景 | FAMILIAR SCENE

　　赵先生患有痛风很多年，前段时间因为在外家庭聚餐，饮食不慎，痛风发作，大脚趾疼了好几天，很痛苦。所以最近一直注意饮食，如嘌呤含量高的海鲜、肉汤、火锅都不吃了，酒也禁了，改喝果汁。以前很喜欢吃豆制品，现在也不敢吃了。但前几天痛风又发作了，很闹心，现在都不知道吃什么好了。

　　赵先生的苦恼在痛风病友中往往具有代表性，自己已经很注意饮食了，怎么还出问题了呢？

　　首先要了解什么是痛风。痛风是嘌呤合成代谢紊乱和 / 或尿酸排泄减少、血尿酸增高所致的一组疾病。其主要临床表现是反复发作的痛风性急性关节炎、痛风石沉积、痛风性慢性关节炎和关节畸形、尿酸性肾结石等。而减少嘌呤摄入，降低血尿酸就是防治痛风的关键。

　　因此，建议在痛风急性发作期，患者要严格限制嘌呤摄入，以少于 150 毫克 / 天为宜，可选择低嘌呤的食物（＜ 25 毫克 /100 克）。在缓解期，可限量选用嘌呤含量中等的食物（25 ~ 150 毫克 /100 克），同时可自由选用

特 别 提 醒

类 别	食 物 名 称
微量嘌呤食物 （＜25毫克/100克）	奶类、蛋类、水果、土豆、胡萝卜、黄瓜、茄子、芹菜、冬瓜、西红柿、白菜、苦瓜、青椒和玉米等
中等量嘌呤食物 （25～150毫克/100克）	花菜、鸡肉、金针菇、豆浆、黄豆芽、猪肉、牛肉、腰果、鲤鱼和鳝鱼等
高嘌呤食物（150～1 000毫克/100克）	动物内脏、酵母、香菇（干）、紫菜、鸡精、扇贝、牡蛎等

注：摘自《临床营养学》（第3版），焦广宇、蒋卓勤主编，人民卫生出版社，2011

低嘌呤食物，但禁用高嘌呤的食物（＞150毫克/100克）。

那赵先生已经不吃高嘌呤的食物了，为啥痛风还是发作了呢？

其实对于痛风患者来说，喝什么也至关重要。人们一直认为酒是痛风患者的大忌，甜饮料和果汁应该无妨。但目前更多的研究认为，高糖饮料和果汁会引起痛风。高糖饮料和果汁中所含的果糖在肝脏内代谢会消耗大量的三磷酸腺苷，从而增加了嘌呤代谢的原材料；果糖还可导致胰岛素抵抗，间接导致血尿酸的排泄减少。因此，建议老年朋友日常尽量不喝或少喝甜饮料，如各种碳酸饮料、市售果汁等。

那可以喝什么呢？白开水、茶水、牛奶和清淡的汤等，建议每天饮用量为 2 000 ～ 3 000 毫升。尤其是要多喝白开水，可以促进尿酸排泄，缓解痛风病情。

相信很多老年朋友都知道，痛风要少吃高嘌呤食物，如动物内脏、各种肉汤和高嘌呤海鲜等。中国人历来爱吃豆制品，但很多痛风患者就像赵先生一样，不敢吃豆制品，那豆制品能吃吗？

很多人认为豆类嘌呤含量高，那豆类嘌呤含量到底有多少呢？据资料显示，每 100 克黄豆含嘌呤 186 毫克，而其他大部分豆类，如芸豆、豇豆、豌豆等嘌呤含量都低于 150 毫克。人们通常不是直接吃黄豆，而是吃豆制品。豆制品经过加工后，食物中的嘌呤含量已大大减少，而且嘌呤会溶解到水中，大量流失。如老豆腐，每 100 克的嘌呤含量还不到 70 毫克，嘌呤含量已经不算高了。

新加坡国立大学的相关研究发现，食用黄豆类、荚果类(包括红豆、绿豆、豌豆等)食品不会导致痛风；而摄入较多的海鲜或肉类，则会提高患痛风的风险。对我国中老年男性的研究发现，膳食中的蛋白质总摄入量与高尿酸血症之间有相关性。其中，动物性蛋白质有提升风险的趋势，而植物性蛋白质则有降低风险的趋势。在所有食物类别中，海鲜类食物与高血尿酸水平的关系最为紧密，大豆制品则呈负相关关系。

因此，痛风患者不用担心豆制品嘌呤过高。

当然，除了这些饮食宜忌以外，痛风患者还要注意控制能量摄入，保持适宜的体重，采用低脂肪饮食，摄入充足的维生素和矿物质，并注意禁烟酒等。

33 油盐不进，无助于降压降脂

熟悉的场景 | FAMILIAR SCENE

赵女士患有高血压、高脂血症多年，一直服用医院的降压药、降血脂药，血压控制得也挺稳定的，血脂控制得也不错。可这几天赵女士觉得体力下降，还有便秘现象，精神也不如从前，血压也有所上升。到医院看医生，赵女士说前段时间听别人说如果服用降血压药物就要终身服用，停不了，不吃盐和油能帮助降血压和血脂。所以赵女士就停了降压药，想通过不吃盐和油的自然方式控制血压和血脂，但血压不仅没有得到控制，还带来了新的健康问题。

老年朋友追求养生，希望通过自然的生活方式调节身体，恢复健康，可以理解，但不能因此就排斥对疾病的药物治疗。像赵女士这样不用降压药，通过不吃盐和油的方式控制血压和血脂，这种做法是不可取的，甚至可能会带来生命危险。

目前在老年朋友中高发的慢性病，如高血压、高脂血症和糖尿病等，与生活方式和饮食不合理有一定的关系。在医学治疗的同时，积极采取合理而健康的生活和饮食方式，这两者是不矛盾的，会进一步稳定病情，给身体带来健康。

因此，对于患有高血压的老年朋友，建议少吃盐为宜，但不等于说就不吃盐。那高血压人群每天可以吃多少盐？

对于患有高血压、心力衰竭、急慢性肾炎，以及各种原因引起的水潴留的老年朋友，要采用低盐饮食，每天膳食中的食盐量不超过 4 克，相当于 2 克控盐勺 2 勺的量。食用时，可先装好 2 勺（2 克控盐勺）食盐，在烹调时加入；也可将 2 勺（2 克控盐勺）盐在进餐时加入。

很多人可能认为，限盐就是烧菜少放盐。其实人们日常的食盐量既包括烹调用盐，也包含了食物中所含钠折合成的食盐。因此，除了要限制食用咸菜、酱菜、咸肉和咸鱼等以外，生活中很多食物，如一些添加味精和酱油过多的菜肴，味道过于鲜美的炖菜、老鸭汤，以及油条、油饼、咸花卷、皮蛋、咸饼干等，含盐量都挺高，尤其要注意控制。

　　血压、血脂高的老年朋友，也不必过于限制油脂。适当地摄入油脂不仅可以润滑肠道，防止老年朋友的便秘，而且某些含油酸较多的食用油，如橄榄油，在降低血清低密度脂蛋白的同时，常可升高高密度脂蛋白，是有利于降血脂的。

特 别 提 醒

　　在日常生活中，在药物治疗的同时，通过限盐的方法可以辅助降压。"降盐"最直接的途径是逐渐适应清淡的口味。人的口味容易适应缓慢的变化，可以循序渐进地使自己适应低盐饮食。可以多利用咖喱、醋和蒜姜等作为烹调调味料，多做些糖醋菜肴（少糖）、咖喱菜肴等，这样不仅健康，而且一样可以达到美味效果。

因此，建议血压、血脂高的老年朋友，每天食用油的摄入量不超过 20 克（一陶瓷调羹油约 10 克），脂肪供能占总能量的 20%～25% 为宜。

34 吃对了，一觉到天亮

熟悉的场景 | FAMILIAR SCENE

自从上了岁数，李女士总感觉自己的睡眠不如以前好，不是入睡困难，就是醒得很早。一般晚上 10 时左右上床，凌晨 3 时左右就醒了，起床怕吵醒孩子，就只好躺在床上，一直熬到天亮，很遭罪。由于晚上睡不好，白天就没精神，李女士为这个犯了愁。

老年朋友出现李女士这种情况的，并不少见。随着我国人口老龄化的发展，老年失眠人群正在日益增长。据统计，超过 65 岁的老年朋友接近一半有失眠的困扰。大多数老年朋友的睡眠时间减少，再加上晚上夜尿多、睡眠中觉醒的次数增加，晨起后常出现乏力、头昏、记忆力下降、精神萎靡等情况。

长期睡眠不足可引起人体多种疾病，而疾病又会加重睡眠障碍，长此以往，给老年朋友身心健康带来极大的困扰。有关资料显示，长年失眠的老年朋友，容易引发高血压、心脏病、高血脂、阿尔茨海默病、神经衰弱、溃疡病、焦虑、精神紧张、寿命缩短等。因此，改善老年朋友的睡眠状态，对提高其生活质量具有重要意义。

实际上，饮食适宜对改善老年朋友失眠有积极作用。

首先，睡前忌过饱进食和饥饿。胃不和则卧不安，很多人有这样的体会，饥肠辘辘和过饱都难以入眠。因

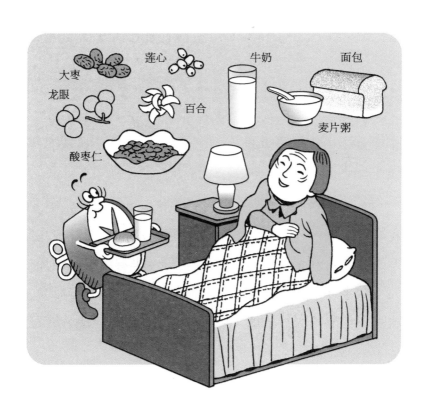

此，如果睡前实在太饿，睡不着，不妨适当吃点碳水化合物含量丰富且易消化的食物，如面包、麦片之类的，喝点牛奶，有助于睡眠。另外，晚饭不宜过饱，睡前进食过多，会增加肠胃负担，易造成消化不良，影响睡眠。同时，晚餐时间不宜过迟，与入睡时间至少应该相隔3个小时，以免影响睡眠质量。

其次，失眠的老年朋友可以多食用一些有助于镇静

特 别 提 醒

钙和镁也是天然的神经放松剂。有研究发现，钙能帮助大脑利用色氨酸来制造褪黑素，而褪黑素是调节"睡眠—清醒"节律的一种重要激素。镁的缺乏也会引起睡眠障碍，而高镁低铝的膳食能让有睡眠障碍的成年女性得到深睡眠。

因此，老年朋友不妨日常饮食中多摄入牛奶、毛豆、豆腐、虾皮、海带、芝麻、黑木耳、蘑菇和花生仁等富含钙的食物，以及含镁丰富的食物，如油菜、甜椒、扁豆、葡萄干、香蕉、黑米、小米、豌豆、蛤蜊等。

安神的食物，如百合、牛奶、莲子、酸枣仁、龙眼和大枣等。

其实家里很多常见食材也有很好的助眠效果，而且操作方便。食醋是老百姓居家必备的调味品，醋能诱发机体产生5-羟色胺，从而加强镇静催眠作用。用一汤匙食醋兑入温开水中，睡前饮服，尤其适合于由高血压引起的失眠。

晚餐喝粥，助眠又安神。小米有很好的安眠作用，可以将适量小米熬成米粥，晚餐或者睡前三小时适量进食，催眠作用亦佳。

可能你没想到，家常的葱和姜也能防治失眠。洋葱和生姜的气味有安神的作用，可使大脑皮质受到抑制，闻着这些气味就能很快进入梦乡。

35 女性更容易出现骨质疏松症

熟悉的场景 | FAMILIAR SCENE

章女士，66岁，偶尔感到腰痛，不是很严重，疼的时候就自己到药店买几块膏药贴一下，几年来一直未予以重视，也没有去医院治疗。章女士认为，自己年纪大了，腰腿不行了，有点疼不要紧的。去年冬天下雪天，章女士出门没留意摔倒了，到医院检查，发现是骨折，医生说章女士有骨质疏松症。章女士说，自己没感到腰痛很厉害，怎么会有骨质疏松症呢？

骨质疏松症如其他诸如心脏病、风湿病等慢性病一样，并没有早期症状，有的甚至是在骨折发生之后才被发现和确诊。章女士其实已经患有骨质疏松症几年了，只是自己一直不知道，当作老年朋友常见的腰腿痛，她没当回事，直接忽视了。医生还说本病常见于老年朋友，女性发病率是男性的2倍以上。为什么老年女性更容易出现骨质疏松症呢？

一方面老年女性因体内雌激素水平降低，局部细胞因子增多、生长因子减少，破骨细胞活性增强而导致骨形成和骨吸收脱耦联，引发骨质疏松症；另一方面老年朋友往往植物性食物摄入较多，饮食偏素，蔬菜中的草酸、植酸、膳食纤维都会影响钙吸收。而当膳食中缺钙时，会引起人体负钙平衡，进而促进体内甲状旁腺激素分泌增加，导致骨质被吸收，引起骨量减少，从而导致人体缺钙，出现骨质疏松症。

看来要防止人体缺钙，从膳食角度来说，多补充钙，对防治骨质疏松症有积极作用。很多食物含钙很丰富，如海带、紫菜、虾皮、鸡蛋、海鱼、豆腐、油菜、芝麻、黑木耳、沙棘枣、桑椹干、山核桃、葵花子、花生等。

那老年朋友每天需要摄入多少钙呢？对于老年朋友来说，每天大约需要 1 000 毫克的钙，怎么衡量这个量呢？比如说，每天饮用 300 毫升牛奶，吃一个鸡蛋、100 克豆腐、10 克虾皮，再吃点海鱼和蔬果等食物，差不多钙摄入就够了。

那骨质疏松症就只需要补钙吗？不是的。对于患有骨质疏松症的老年朋友来说，从膳食中摄入足量的钙固然重要，但同时还要注意摄入充足的维生素 D 和多接受日照。

钙是一种矿物质，而维生素 D 是脂溶性维生素，两者不同但又密切相关。维生素 D 可促进肠道对钙和磷的吸收以及肾小管对钙和磷的重吸收，对防治骨质疏松症有很大的帮助。晒太阳是获得维生素 D 最简单、最直接的形式。同时，饮食中可以适当增加一些富含维生素 D 的食物，如海鱼、鸡蛋和动物肝脏等。

除此之外，大豆中含有丰富的大豆异黄酮，大豆异黄酮不仅可增加骨密度，而且对维持骨的柔韧性也有一定的作用，可减少骨折的发生。因此，建议老年朋友可每天摄入 20 克大豆（差不多相当于一个成年人单手捧起的量）或相当于 20 克大豆的豆制品，如 40 克豆腐干或 120 克嫩豆腐或 200 毫升豆浆。

特别提醒

为了保证钙的摄入充足，建议老年朋友膳食中要保证足量的蛋白质和维生素C。缺乏蛋白质会使血浆蛋白降低，引起骨基质蛋白合成不足，新骨生成缓慢，引发骨质疏松症。维生素C是骨基质羟脯氨酸合成不可缺少的成分，如缺乏维生素C会引起骨基质减少，引发骨质疏松症。因此，建议老年朋友多摄入富含维生素C的蔬果，如大枣、彩椒、苦瓜、猕猴桃等。

36 管好饮食，防控癌症

熟悉的场景 | FAMILIAR SCENE

戴先生患有胆囊癌，做了手术，在家休养，患病后人消瘦不少。老伴很着急，天天煲鸽子汤、鸡汤给戴先生喝，儿子买了一些补品给父亲吃。但现在戴先生食欲不振，吃多一点就腹胀甚至呕吐。家里人都很着急。

像戴先生这样患有癌症后饮食不合理、家属好心办坏事的情况，还真不少！

中国人好补，是出了名的，在肿瘤患者中，更是普遍。有的患者及家属认为，生病后体质较差，要补一补，喝点甲鱼汤、鸽子汤之类的，而且亲戚朋友也送了很多补品，如蛋白粉、冬虫夏草等，认为多补补总归不是坏事。

患者患癌以后，希望在治疗或康复的同时，通过合理的饮食营养和膳食调配来增强体质，增强抵抗力，尽快康复，完全可以理解。但在实践中发现，事实上很多肿瘤患者家属唯恐患者营养不良，消化功能刚有所恢复，胃口刚一开，即填鸭式地灌个饱。但常常事与愿违，补没"速成"，反倒加害于患者。

俗话说："病从口入。"患者经历手术、化放疗后，身心受到损害。处于康复期的患者，虽然症状已经基本消失，但身体的各项功能仍处在逐步恢复中，这时候任何过激过度行为（不当的饮食、过量的活动、情绪上剧烈波动）都会造成不利的影响。

其实，中医学早有"虚不受补"之告诫。如东汉名医张仲景认为：在疾病愈后初期，因邪气未尽，脾胃之气未复，食疗应恰当地因人因病选择。如其所著的《伤寒论》记载："病新瘥，人强予谷，脾胃气尚弱，不能消谷，故令微烦，损谷则愈。"就告诉人们，患者在刚刚痊愈时，常因病邪折磨致病体虚弱，脾胃受伤，此时若盲目进补和强制饮食，脾胃虚弱不能消化食物，如果适当限制进食，则病情就会痊愈。

北宋名医庞安时则指出了病后调补的方法，曰："凡病瘥后，先进清粥汤，次进浓粥汤，次进糜粥，亦须少少与之，切勿令任意过食也。至于酒肉，尤当禁忌。"就是说，在疾病的恢复期和康复期，大病初愈后，饮食应由稀糜渐稠厚，数量由少到多，如此循序渐进，不能过食，至于酒肉之类的食物，当属禁忌之类。

因此，必须明确一点，肿瘤患者病后体质虚弱，调补只能细火慢熬！一点一点来，以粥糜等最为养人，千万不可操之过急，否则，结果往往会适得其反！

特 别 提 醒

对于肿瘤患者，反对一味补益、吃补品。在日常生活中，要注意调整自己的饮食、睡眠、运动、情绪、免疫功能、体能等，使各方面功能趋于优化。同时，不要轻信坊间的各种所谓包治百病的药物和食物。自然界任何单一的食物，其价值（营养和药用）都是有限的，不能仅仅依赖某一种食物。

四

走出

饮食习惯误区

37 做了一辈子饭，不会错的

熟悉的场景 | FAMILIAR SCENE

　　徐先生年纪大了，牙齿不好，只能吃一些软的、烂的饭菜。老伴龚阿姨照顾徐先生很细心周到，考虑到徐先生牙齿不好，饭菜要煮烂一些，常常在煮粥时加点儿食用碱，这样粥更黏稠好喝。龚阿姨女儿有一次来看望父母，对母亲说，这样做会破坏食物营养。龚阿姨说："我做了一辈子饭了，不会错的。"龚阿姨的做法对不对呢？

　　很多老年朋友觉得自己做了一辈子饭，有经验。但做饭是门学问，健康更是与之密切相关，有的老观念不一定对，得改改了。

　　很多老一辈的人像龚阿姨一样，在煮大米粥、玉米粥、蔬菜粥和绿豆粥时要加食用碱，这样煮出来的粥口感更黏稠，尤其适合牙齿不好的老年朋友。

　　确实，煮粥时加碱可以使粥更黏稠、易于消化，但这种烹调方法对营养素损失很大。食物中的维生素，特别是水溶性维生素（如维生素 C、维生素 B_1、维生素 B_2、叶酸等）都喜酸怕碱，而且怕高温，在碱性环境下长时间熬煮，会损失惨重甚至破坏殆尽。如果是糖尿病患者，加碱的粥就更不宜多食。因为加碱的粥更黏稠，易消化吸收，血糖上升过快，对控制血糖不利。

平时做菜时，有的老年朋友喜欢在锅里油冒烟时再加入食物烹调，觉得这样做出来的菜好吃。其实油温太高不但会破坏食物的营养成分，还会产生一些过氧化物和致癌物质。因此，建议先把锅烧热，再倒油炒菜，不用等到油冒烟。

有的老年朋友很节约，做饭时没有开抽油烟机的习惯。有的是怕费电，有的老年朋友觉得抽油烟机声音大，太吵了。

其实如果不用抽油烟机，长期吸入油烟，对健康危害更大。研究发现，油烟中含有大量的致癌物质，已成为肺癌发生率居高不下的一个重要原因。中老年女性肺癌患者中，这种情况特别突出，面临的危险因素是正常人的 2 ~ 3 倍。

有的老年朋友经常做饭，会发现在厨房里忙了半天，弄出许多美味佳肴，家人边吃边赞，可"厨师"却没什么胃口，其实这就是油烟污染引起的。做饭时，厨房油烟可随空气侵入人体呼吸道，进而引起食欲减退、心烦、精神不振、嗜睡、疲乏无力等症状，医学上称为油烟综合征。

那如何减少油烟对老年朋友呼吸道的影响呢？

首先，炒菜时的油温必须有所控制，尽可能不超过200℃（以油锅冒烟为极限）。

其次，厨房要经常保持自然通风，同时要安装性能、效果好的抽油烟机。多使用微波炉、电饭煲、电烤炉等厨房电器，多用蒸、煮、炖等方式烹调，尽量避免油烟的损害。

可以说，过去由于生活条件有限，人们形成的一些烹调经验在当时的条件下，或许有其一定的作用。但时

特 别 提 醒

对于牙齿不好的老人，可以通过一些方法，增加粥的黏稠度。如可以在粥里加点糯米或者燕麦，也可以放点山药和红枣。糯米本身黏性较大，用少量的糯米加粳米烹调能使粥稠软可口，而且养胃；蛋白质是燕麦最主要的成分之一，蛋白质经酶解可得到小分子的肽和氨基酸，这一类分子中都含有亲水基团，能够促进粥的快速煮熟，也更黏稠。山药和红枣也都含有丰富的蛋白质，在煮粥时添加，会让粥更香软可口，而且补益、营养价值高。

代在发展，适时做些改变，采用健康、营养的烹调方式，对老年朋友们更有益！

38 饮食养生走极端

熟悉的场景 | FAMILIAR SCENE

杨女士是养生爱好者，退休后没事就学习饮食养生知识，而且一丝不苟地执行。每天上午9点吃2个核桃、3个大枣；下午3点必定要吃2个白果、一碗薏仁红豆汤；晚上8点喝杯牛奶，这样的食谱雷打不动大半年了。一次去参加小区活动，杨女士将自己的饮食经分享给邻居，邻居李先生说，没必要这么严格，这么大年纪了，想吃啥就吃啥，别委屈了自己。

目前，有不少像杨女士和李先生这样的老年朋友，往往女士们比男士们注意养生，也更注意日常饮食：对健康不利的食物，比较谨慎；而对养生有好处的，往往不离嘴。而男士们比较随性，就像这位邻居李先生一样，觉得吃东西没那么多讲究，喜欢吃啥就吃啥，没那么多"规矩"和限制。

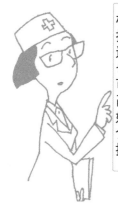

机械、严格执行食谱和进食时间，也没必要。可以根据自己的饮食喜好和健康膳食的要求，换换花样

实际上，像杨女士这样机械、严格执行食谱和进食时间的，也没必要。这样的加餐食谱，严格地遵守每餐食物的种类、时间和量，比较刻板、教条，过于拘泥于此，并不一定有利于健康，即使营养比较全面，但没有感受到饮食的乐趣。

而且我们一直强调健康饮食的第一条原则就是饮食要杂，膳食多样化。不同的食物里含有人们所需要的不同的营养素，只有丰富膳食种类，摄入不同的食物，做到平衡膳食，全面膳食，才能满足人们的需要，也才能预防由于营养不合理导致的营养不良和营养过剩的发生。

所以说，不必拘泥于每天必须严格准时吃这几样食物，可以根据自己的饮食喜好和健康膳食的要求，换换花样。如三餐没有吃水果的话，可以三餐以外吃些水果，还可以吃些花生和核桃类坚果（每天一捧坚果的量）。或者喝杯牛奶或者豆浆。如果要吃点心，可以吃个小杂粮馒头。如果有的老年朋友喜欢吃大枣、银耳汤或者百合汤之类的补益食物，需要根据自己的身体状况再选择食用。

　　而像李先生这样"喜欢吃什么就吃什么，没必要限制那么多"想法的老年朋友也不少。殊不知，现在老年朋友心血管疾病、糖尿病和痛风等发病率很高，这些疾病都与不合理的饮食有关。如果不管对健康是否有利，不注意饮食搭配，想吃什么就吃什么，久而久之，会对健康造成负面影响。

　　因此，饮食不能走极端，不能漠视吃进去的食物，它与我们的健康息息相关。

特 别 提 醒

　　杨女士平时三餐以外吃些核桃、大枣、白果和薏仁红豆汤，看起来挺会养生的，都是健康食物，但其实并不完全适合所有人。如大枣适合于血虚的老年朋友，如果老年朋友有脾胃虚弱，偶尔吃颗大枣没关系，但如果天天吃大枣，反而会滋腻碍胃，影响消化。薏仁红豆汤更适合体内有湿气、偏胖的老年朋友，对于体虚瘦弱的老年朋友就不建议多食。

39 迷信保健品

熟悉的场景 | FAMILIAR SCENE

　　丁先生是一位独居老人，患有高血压、糖尿病、腰椎间盘突出症等多种疾病，常年服药，但总是不能根治。儿子工作忙，平时偶尔抽空来看一下。前段时间丁先生在小区公园里晨练时收到几张传单，说某公司有几种产品，可以治疗糖尿病、高血压、冠心病等多种疾病。丁先生这么多年来一直受这些慢性病的困扰，迫切希望疾病能有所缓解，提高生活质量。丁先生就参加了该公司举办的活动，组织者还免费赠送了几盒鸡蛋。该公司人员号称其产品能治疗各种疑难杂症，是"最先进的医疗科技产品"，现场的服务人员也非常热情，丁先生花了近5万元买了几款保健品。一次儿子回来看望父亲，丁先生开心地告诉儿子，自己买了几款能治病的保健品，儿子一问前后经过，觉得不对劲，赶紧将产品拿到医院请医生帮助鉴别，才得知上当受骗了。

　　如今像丁先生这样因购买保健品上当受骗的屡见不鲜。一些不法分子之所以盯上老年朋友群体，主要是因为老年朋友在退休后生活圈子变得狭小，对外界新事物了解不够，容易相信披着互联网、高科技"外衣"的骗局。

老年朋友是保健品的主要消费群体，那为什么老年朋友热衷于购买保健品呢？

一方面是因为老年朋友缺乏子女关爱。正如丁先生的儿子一样，工作忙，经常没时间看望和照顾老人，对老人关心不够。而推销人员对老人却是无比关心，嘘寒问暖甚至比自己的亲儿子还亲。对许多老年朋友来说，对家庭亲情和社会温情的渴望，使得有些老年朋友不吝投入，甘愿为其营销的保健品买单。

另一方面是出于对疾病的恐惧而不停地购买保健

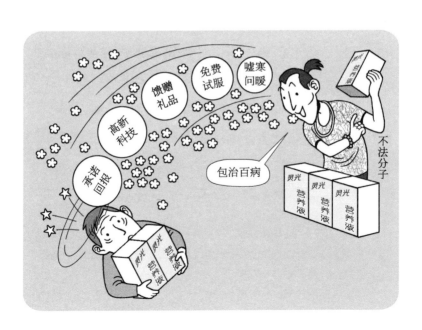

品。有些老年朋友身患数种疾病，有的被确诊为癌症。患者觉得医院治不好，就四处寻找偏方，只要是对自己身体好的都吃。认为这是爱自己的表现，与其说是身体需要，不如说是满足自己的心理需要。

还有就是一些老年朋友觉得自己辛苦大半辈子了，晚年该享清福了，而他们安享晚年的方式就是购买保健品，觉得这是在为自己花钱，对得起自己。

另外，就是人们常说的，给老人送什么都不如送健康好。有些子女认为自己平时工作忙，没时间照顾老人，

特 别 提 醒

对老年朋友偏爱购买保健品，要辩证看待，提出如下几点建议。一是子女要多关心老人，多抽时间陪老人，让老人感受到家庭和子女的关爱。二是要引导老年朋友理性选购适合自己的保健品。在购买保健品时一定要购买正规厂家生产的有批号的保健品，要注意包装上有无生产产地、厂商、批号等。三是不要相信所谓的"包治百病"的产品宣传，如果患有疾病，首先要到正规医院进行诊断和治疗。

老人吃得比较简单，膳食不一定合理，给老人送一些营养品，对老人是有益的。

而一些不法分子正是利用了老年朋友对健康长寿的向往，通过虚假宣传，夸大保健品功效，欺骗消费者。

对此，老年朋友要加强警惕。非必需时，保健品不吃为好。如需补充，也要根据医生和专业人士的建议，去正规销售渠道，合理选择保健品，避免上当受骗。盲目乱服，不仅会出现不良反应，甚至延误疾病的治疗。

40 刻意追求老来瘦

熟悉的场景 | FAMILIAR SCENE

徐女士的胃口一直挺好，虽然稍微有点胖，但身体各项指标也都正常。但前段时间参加老同学聚会，发现几个好姐妹都比以前瘦了。几个小姐妹说，现在都流行一句话叫"千金难买老来瘦"，老年朋友要瘦才健康长寿，所以她们几个这段时间都在减肥呢。徐女士也动了心，开始节食，荤菜也吃得很少。过了一段时间，体重是降下来了，但总感觉人没力气，有时还头晕，稍不注意就容易感冒，感觉身体不如从前了。

现在人们普遍有这样的认识，肥胖与高血压、高血脂和冠心病等老年病密切相关，会危害老年朋友健康；再加上有些长寿老人往往偏瘦，因此"千金难买老来瘦"就成为很多老年朋友的追求。

那么，这种刻意的"老来瘦"或者过瘦就一定好吗？当然不是！

首先，有些长寿老人确实是偏瘦，但这些长寿老人往往年轻时就勤于劳动，虽然年纪大了，也是闲不下来，所以往往是一直保持着这样的体型，而且由于经常劳动，身体体质也较好。这些长寿老人胃口一般都不错，所以他们是好胃口和积极劳作带来的健康"瘦"，而不是刻意减肥带来的瘦。

其次，老年朋友过瘦也并不见得就是好。老年朋友太瘦了，体质相对较弱，对饥饿和劳累的耐受能力差，在日常生活中常会感觉体力下降，易出现疲劳和头晕的情况。

如果是因为刻意减肥而引起过瘦，会使老年朋友患上营养不良，导致骨骼、肌肉衰减，成为导致骨质疏松症和骨关节炎等疾病发生发展的重要因素之一。有调查显示，老年朋友营养不良的发生率为55%。其中，综合性医院内的检出率达58%，养老机构中的发生率达60%。

而且瘦人由于体内贮存的能量物质少，一旦患病，往往经受不起疾病，尤其是慢性消耗性疾病的折磨，使疾病痊愈的时间延长。而且过瘦会使人体抗病能力下降，对环境的适应能力下降，如当流感、肺炎等疾病发生时，消瘦的老年朋友更易感染。

　　其实，老年朋友微胖的体型或许更合适。科学研究表明，老年朋友保持合理、微胖的体重有利于健康长寿。研究数据显示，严重过度肥胖者，早逝风险比正常体重者高 29%；普通过度肥胖者的死亡风险也比正常人高出 18%；但如果仅仅是微胖，早逝风险则反而比正常体重

特 别 提 醒

　　体质指数（BMI）＝体重（千克）/身高（米）^{2}。我国判定标准：BMI ＜ 18.5 为体重过低，BMI 为 18.5～23.9 为正常体重，BMI 为 24.0～27.9 为超重，BMI ≥ 28 为肥胖。《新英格兰杂志》曾发表一篇文章，研究者调查了 146 万白人，结果显示：BMI 为 20～24.9 的人群，全因死亡率最低；而 70 岁以上的人群，BMI 为 22.5～24.9 时，全因死亡率是最低的。

者低6%。分析认为，这可能与年老后，身体需要多一些的脂肪来对抗疾病有关。

因此，老年朋友不要盲目追求"老来瘦"！

41 吃隔夜菜＝生癌

熟悉的场景 | FAMILIAR SCENE

　　钱阿姨和老伴与女儿一家一起生活，并帮助带带外孙。女儿、女婿和外孙中午在单位和学校吃饭，就钱阿姨老两口在家吃午饭。有时前一天晚上吃不完的剩菜，老两口舍不得扔，第二天中午老两口加热了再吃，晚上女儿一家回来了再做新鲜的饭菜。女儿知道了之后说，隔夜菜不能吃，吃了会生癌的。钱阿姨说："我觉得可以吃的，倒了多浪费啊！"

　　以前由于国家经济困难，粮食紧张，很多人吃不饱饭甚至吃不上饭。所以现在即使生活条件好了，很多老年朋友也很节约，在吃饭问题上往往就是隔夜饭菜舍不得倒掉。然而现在城市的年轻人往往从小不愁吃不愁穿，对吃饭比较讲究，隔夜菜基本不碰。就像钱阿姨女

饮食增康寿

60岁开始读·科普教育丛书

126

儿说的，吃了隔夜菜，会生癌的。那隔夜菜到底能不能吃？真的会生癌吗？

其实，隔夜菜不利于健康的说法与其含有的亚硝酸盐有关。从食品科学的角度来说，蔬菜中的硝酸盐和亚硝酸盐与隔夜不隔夜没有关系，而是与蔬菜烹调后存放的时间长短有关系。

蔬菜里含有一定的硝酸盐，蔬菜烹调后存放时间越长，在细菌分解作用下，其中的硝酸盐就会还原成亚硝酸盐，即使再次加热也不能去除。而亚硝酸盐在胃部可与胺产生作用，生成亚硝胺。亚硝胺已经被明确是一种致癌物。当然任何有害物质是否导致人体出现癌症，必须和剂量相联系。蔬菜对健康有积极的作用，我们不可能因为其"可能"有硝酸盐和亚硝酸盐就不吃。但如果一次性大剂量摄入或者长期一定量摄入亚硝酸盐，确实有导致癌症的可能。

不仅如此，蔬菜烹调后存放时间越长，营养价值也越低。蔬菜含有人体所需的各种维生素和矿物质，而维生素（特别是维生素 C 等水溶性维生素）很容易在空气中氧化，或随烹调过程或汤汁流失。因此，隔夜蔬菜或存放时间过久的蔬菜，维生素丢失更多，营养价值也随之下降。有报道显示，马铃薯、甘蓝、黄瓜和青椒炒后放置 5 小时，其中的维生素 C 保存率分别只有原先的

10.9%、47%、22.9%、53.6%。

因此，虽然偶尔吃一次隔夜菜不至于会带来明显危害，但长期习惯吃隔夜菜，确实不利于健康。而且隔夜菜的色香味已经大打折扣，和新鲜饭菜绝对不能相提并论，营养价值也明显下降。因此，建议老年朋友不要吃隔夜菜。

特 别 提 醒

在平时做菜时，注意以下几点，就可以避免吃到隔夜菜。

（1）根据家庭人口和食量准备饭菜。每顿根据家庭人口准备饭菜量，一次吃完，就可以减少隔夜菜的产生。

（2）饭菜最好现做现吃。做熟的饭菜，放置时间较长或隔夜后再吃，口感和营养价值均会下降，甚至有可能污染变质、产生有毒有害物质。

（3）隔夜汤可喝，但存放应有讲究。汤里不要放盐类调味料，汤煮好后用干净的勺子舀出当天要喝的量，余下的装碗存放于冰箱中。

42 坚信"食素"养生

如今很多老年朋友有超重、心血管疾病、癌症和糖尿病等健康问题，肉类食物由于脂肪和胆固醇含量高，越来越不被推崇，随之而来的是素食文化正在悄然兴起，很多老年朋友也加入了素食大军，认为食素不仅养生而且低碳环保。素食已成为潮流，被越来越多的人接受。

实际上，素食养生也不全对，因为不管是哪种饮食方式，保证健康是前提。

首先了解一下素食有哪些问题。素食分为全素（完全戒食动物性食物及其产品）、蛋素（不戒食蛋类及其相关产品）、奶素（不戒食奶类及其相关产品）、蛋奶素（不戒食蛋、奶类及其相关产品）几种。

全素饮食因为食物单一，如果搭配不合理，容易导致人体营养缺乏。如植物性食物中所含的锰人体很难吸收，只有肉类食物中所含的锰才容易被人体吸收；完全不吃荤（也包括不吃牛奶、鸡蛋）的人，营养不均衡，免疫功能较弱。素食者不吃肉，铁摄入往往受到影响，贫血更高发。另外，素食者往往容易导致维生素 A、维生素 D、硒、锌等营养素摄入量的缺乏与不足，同样会影响健康。

有的老年朋友认为，蔬菜、水果和谷类等素食能量低，吃素可以降低体重，果真如此吗？

其实，人体体重变化与否，取决于摄入的总能量与消耗之间是否平衡，而不完全与肉食还是素食有关。而且在生活中，人们常常会发现，很多素食者进食量比食素前明显增多。

有的老年朋友虽然不吃肉，但因为素食的饱腹感不如荤食，很容易有饥饿感。因此，零食如各式坚果、糕点、炒豆子等，就成为他们解闷、饱口腹之欲的不二选择。而这些零食中油脂含量并不低，所以总能量摄入并没有减少。

脂肪是能增加食物口感和风味的成分，烹调时有一种使人愉悦的香味，能给人一种饮食的满足感。未加工的蔬菜能量确实很低，但为了增加素菜的香味和口感，在烹饪过程中一般会多用油、多放调味料，这样一来，在不知不觉中反而会摄入更多的脂肪，实际能量摄入并未减少。

因此，从平衡膳食以及中国人几千年形成的膳食模式角度来说，动植物食物平衡及适当偏素是适合于国人的饮食方式。如果是偏向素食的老年朋友，可在平时的饮食中注意食物的合理搭配、膳食品种的多样化，就可以满足人体对各种营养的需要。

纯粹的素食并不是最完美的膳食养生方法。为了达到营养平衡，素食者要注意以下几方面。

　　（1）从营养需求上看，素食者可以多吃些豆类及其制品、坚果、菌菇类，以获得充足的蛋白质、铁、锌和脂类物质等。海带、紫菜、芝麻酱和绿叶蔬菜等是钙的良好来源。鱼类中含有大量的 n-3 不饱和脂肪酸，在核桃仁、亚麻仁中也能找到。

　　（2）食用油使用要适量。人体缺乏脂肪会造成能量不足及脂溶性维生素和必需脂肪酸的缺乏，但过多的油脂，即使是植物油，对人体的健康也是不利的。因此，食素者每天应摄入适量的植物油，具体用量为每天 25～30 克。

43 腌制品又香又下饭

熟悉的场景 | FAMILIAR SCENE

　　冯女士一到冬天，就会买很多雪里蕻回来腌制咸菜，这是她多年的习惯。快过年的时候，还会买不少猪肉回来，腌制香肠和咸肉。春节期间冯女士家阳台上挂满了腌制品，她还会送一些香肠给邻居。女儿劝冯女士不要再吃腌制品了，冯女士说，吃了这么多年了，不碍事的。

　　历史上，中国人就喜食咸鱼、咸肉、腌菜、酸菜，老一辈因为当时时代的原因，经济贫困，食物冷藏技术匮乏，而且难得收获新鲜菜，要想尽办法长时间保存，因此在 20 世纪六七十年代，腌制食品是人们餐桌上的主角。即使现在生活富裕了，很多老年朋友还保留着腌制食品的习惯，或者经常买腌制食品食用的习惯。

　　腌制食品作为开胃食品或者平衡油腻之物以调剂口味，偶尔食之也无妨，但腌菜食用过多可以致癌，也是众人皆知的事实。

　　调查表明，盐和腌制食品摄入过量是消化道肿瘤发生的危险因素。研究发现：重盐和经常食用盐渍食品可明显增加患上原发性肝癌的风险。美国和法国等多项流行病学资料表明：腌制、盐渍食物中含有较多亚硝酸盐，有可能致癌。

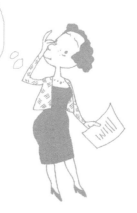

腌制食品中含有较多亚硝酸盐，有可能致癌

研究发现，腌制食品，如咸鱼和咸肉等，尤其是腌制蔬菜，与胃癌有密切关系，可能内在机制与高盐、高亚硝酸盐及低维生素 C 有关。食物在加工过程加入很多盐，进行腌制的过程中，腌制食品易被细菌污染，产生亚硝酸盐，亚硝酸盐在体内转变成亚硝胺等致癌物质。

尽管如此，腌制食品也是中国人民数千年的饮食习惯，不可能完全拒绝。某些疾病患者，特别是胃肠道疾病患者，胃肠道消化功能弱，食粥的同时，偶尔配点咸菜，还能增加患者胃口，改善食欲。因此，对腌肉和腌菜采取完全否定的态度也不合适。

那如何才能既解馋，又能减少有害物质的摄入呢？

腌肉、腊肠、腌菜等，食用前最好用水煮一下，或者蒸一下也可。烹调腌肉时调配些醋，可以减少亚硝酸盐的危害。腌菜的陈汤不要食用。腌肉制品应避免油煎，以减少致癌物质的产生。食用腌肉制品时还应多食用一些富含维生素 C 的蔬菜和水果，如新鲜的绿色、橙色、黄色的瓜果和蔬菜等，这有利于中和／削减亚硝酸盐的毒性。

所以，偶尔调剂下口味，吃点腌肉和腌菜并无妨，但食用量要适可而止，一次不能吃太多。

特 别 提 醒

有的人特别喜欢吃刚腌制不久的腌菜，觉得口味好，但据测定，咸菜在开始腌制的第 3～8 天，亚硝酸盐的含量达到最高峰，20 天后则明显降低。所以建议吃腌菜时，最好在腌制一个月以后再食用。

44 做一顿饭吃一天

熟悉的场景 | FAMILIAR SCENE ▽

　　钱女士的子女都在国外定居，家中就剩下钱女士和老伴一起生活。老两口本来胃口就小，吃得不多，每天做饭觉得麻烦，有时候早上煮一锅粥，就着咸鸭蛋和腐乳能吃一天。有时候甚至一天就吃两顿，上午9点多吃一顿，下午4点左右吃一顿。

　　像钱女士老两口这样做一顿饭吃一天，或者一天只吃两顿的现象，在老年朋友中比较常见。

　　究其原因，一方面是因为家里人口少，每餐做饭觉得麻烦；另一方面是因为很多老年朋友的胃口比年轻时变小，食欲没有以前好，吃得少了，如果每餐做好几样菜肴吃不完，扔了觉得可惜。因此，有些老年朋友冰箱里会存放不少水饺和馄饨，嫌做饭麻烦就天天吃馄饨或水饺，觉得方便。

　　其实这种做法不利于健康。

　　老年朋友的代谢特点是分解代谢旺盛，合成代谢能力下降。如果饮食单一，营养素摄入不全，就会进一步降低人体组织所需营养素的合成，对健康造成影响。如白粥里主要营养成分就是淀粉，脂肪、矿物质和维生素含量很少，咸鸭蛋和腐乳含盐量高，含有一定的脂肪和矿物质，从平衡膳食的角度来看，膳食里缺乏蔬果、豆类和动物性食物等。长期下去，会造成人体营养不良，也会增加高血压的风险。餐餐吃水饺和馄饨会影响食欲，而且这些食物中营养也不全面。长期这样单一枯燥的饮食，只会进一步让吃饭成为生活的负担，成为一种敷衍，只能是恶性循环。

一天吃两餐，两餐之间的时间较长，会引起人体低血糖反应。有研究发现，随着餐次增加，肥胖的发生率在下降。通过增加餐次，每餐摄入食物减少，有利于稳定血糖，减少因餐次少而出现的暴饮暴食，减少肥胖的发生，对患有糖尿病的老年朋友来说，也是非常有帮助的。而且对于有消化道疾病，如有老胃病的老年朋友来说，少吃多餐也是护胃养胃的好办法。

因此，建议老年朋友改变做一顿饭吃一天，或者一天只吃两餐的饮食习惯。

生活中，如何在简便饮食的同时，又能保证营养的供给呢？

如果是一天三餐以粥为主要食物的，可以改成喝杂粮粥，粥里包含花生、核桃、豆类、糙米等，这样可以摄入丰富的营养素。早餐喝粥时可以配凉拌黄瓜、煮鸡蛋；午餐可以来一份蔬菜炒肉丝或者一份鱼或者一份虾，加一份蔬菜；晚餐在喝粥的同时加一盘蔬菜沙拉。三餐之间闲暇的时光吃个水果。如此，不仅饮食方便，而且也满足了食物多样化的要求，也能满足人体营养需求。

其实，进食本身就是一个享受生活的过程。老年朋友闲暇时光多，动起手来，丰富自己的餐桌，你会发现饮食中的乐趣，感受生活的美好，你也会更加热爱这多姿多彩的生活！